БОЛЕЗНИ ПОЗВОНОЧНИКА

БИОЭНЕРГОТЕРАПИЯ

*Оригинальные методики
эффективного лечения
и профилактики*

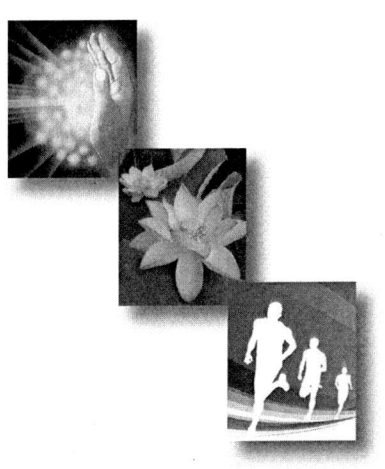

СМУСЬ
Сергей Михайлович

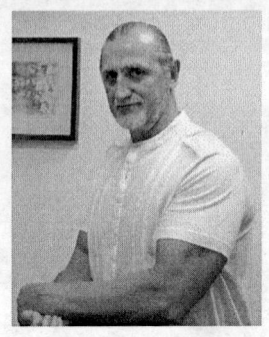

Президент медицинской компании Illinois Healthcare Center USA, имеет государственную лицензию, ведет прием в Штате Иллинойс, специализируется на лечении заболеваний позвоночника и опорно-двигательного аппарата (остеохондроз, радикулит, грыжа межпозвоночного диска, сколиоз). С успехом практикует разработанную им систему восстановления утраченных функций позвоночника и профилактики его заболеваний.

Сергей Смусь - известный специалист по контактной биоэнерготерапии. Двадцать лет практической работы в Санкт-Петербурге, Израиле и США. Образование – высшее, имеет сертификаты:
• Институт Проблем Спины и Конечностей. Тель-Авив (Израиль);
• Академия Альтернативной медицины. Холон (Израиль);
• Специалист по мануальной терапии (США);
• Натурапат (США);
• Специалист по тайскому массажу (США).

В 1990 году Сергей получил тяжелую травму позвоночника – смещение трех позвонков с выдавливанием двух дисков и глубоким ущемлением нерва правой ноги. Нога практически отказала, а на позвоночник была рекомендована сложнейшая операция по удалению двух грыж. Разработанная им и проверенная на себе система восстановления позволила ему избежать операции и вероятной инвалидности.

Его школа и практический опыт основываются на различных направлениях альтернативной медицины. Начиная от методик различных видов массажа, нескольких школ мануальной терапии, натуропатии до контактной биоэнерготерапии. Это долгий и трудный путь познания: тщательное и всестороннее изучение, анализ и экспериментальная проверка на практике большого опыта, накопленного человечеством в этих направлениях. Его система восстановления - это синтез всего лучшего в области естественного оздоровления, что помогло ему самому и впоследствии многим его пациентам выздороветь без помощи лекарств.

Елена Эдвардс,
Президент компании «Family Medical, LTD»,
семейный доктор

СЕРГЕЙ СМУСЬ

БОЛЕЗНИ ПОЗВОНОЧНИКА

БИОЭНЕРГОТЕРАПИЯ

Оригинальные методики
эффективного лечения
и профилактики

Издательство «Megatron Group»
Чикаго
2010

Сергей Смусь

Болезни позвоночника. Биоэнерготерапия.
Оригинальные методики эффективного лечения и
профилактики

Ответственный за выпуск *Смусь Л.Л.*
Компьютерная верстка и дизайн *Щербакова М.В.*
Подготовка фотографий *Хамер Ю.Н.*
Предпечатная обработка иллюстраций *Васканич Р.А.*
Обработка текста *Щербакова М.В.*
В книге использованы текстовые материалы в авторских редакциях

www.newcbet.com

ISBN 978-1-4507-3823-1

Смусь С.
  Болезни позвоночника. Биоэнерготерапия. *Оригинальные методики эф-*
фективного лечения и профилактики. - Чикаго: Издательство «Megatron
Group», 2010. - 187 с.

Книга отражает многолетний опыт практикующего специалиста
в области контактной биоэнерготерапии, результаты его исследований, истории болезней его пациентов и их успешное лечение.
Эта книга дает возможность получить ответы на многие волну-
ющие как больных, так и здоровых людей вопросы о самых распространенных болезнях позвоночника и о том, как распознать
и предупредить их развитие. Читатели узнают о разработанных
автором оригинальных методиках восстановления утраченных
функций позвоночника, основанных на естественном – без применения лекарств подходе к своему собственному организму. Книга
предназначена для широкого круга читателей.

ISBN 978-1-4507-3823-1

СОДЕРЖАНИЕ

ОТ АВТОРА

Дорогие читатели!

В какой-то момент появилась идея собрать под одной обложкой все ваши «живые» вопросы, ваши письма и мои ответы на них. Ведь со многими из вас я встречаюсь лично во время проведения моих консультаций и сеансов лечения. Некоторые из вас обращаются ко мне с вопросами через редакцию радиоканала, журналы и газеты. В ваших письмах очень много откровений, а еще больше просьб о помощи. Вы задаете вопросы и желаете получить на них ответы. Вы имеете право знать все о своем здоровье. И еще больше вы хотите видеть понимание и чувствовать поддержку. Исходя из собственного опыта, я знаю, насколько трудно медицинскому специалисту дать полезную информацию всем тем, кто хочет и должен ее получить. Но это часть моей работы.

Настоящая книга расскажет вам, дорогие читатели, о системе восстановления утраченных функций позвоночника и профилактике его заболеваний, основанной на естественном, безлекарственном подходе к своему собственному организму и авторских методиках оздоровления.

Вооруженный знаниями человек никогда не запустит болезнь позвоночника, вовремя обратит внимание на появившиеся проблемы и пойдет за помощью к специалистам, а не к шарлатанам, далеким от медицины.

При написании настоящей книги мною двигало искреннее желание помочь и тем больным, чья болезнь зашла слишком далеко и они потеряли надежду на восстановление, и тем, кто так и не нашел своего «врача», и тем, кто интуитивно чувствуют, что больны, но боятся признаться в этом самим себе.

Я надеюсь, что настоящая книга поможет вам соотнести те симптомы, которые отравляют вам жизнь с симптомами тех заболеваний, причиной которых является больной позвоночник. Очень часто вы годами безрезультатно лечите больной орган, а на самом деле нужно лечить ту область позвоночника, которая «отвечает» за этот орган.

Я также искренне надеюсь, что настоящая книга, основанная на реальных фактах, послужит вам своеобразными уроками знаний о самих себе, которые в свою очередь помогут вам жить без боли, обрести свободу движения и вернуть радость жизни!

ПРЕДИСЛОВИЕ
или мое вступительное слово...

Жизнь заключается в движении, – справедливо заметил величайший древнегреческий философ Аристотель. Для человека движение – это жизнь. Фраза воспринимается как аксиома, как истина, не требующая доказательства. По сей день не прекращаются научные исследования, направленные на изучение влияния движения на жизнь и развитие человеческого организма. Ведь во всех его тайниках царит постоянное движение: неустанно бьется сердце, заставляя кровь совершать большой и малый круг кровообращения; легкие, беспрерывно, как машина, накачивают воздух; по нервным волокнам в головной мозг и от него с огромной скоростью передается информация; гормональные вещества, проникая в кровь, регулируют все функции организма. Даже когда мы совершенно неподвижны, процессы движения не прекращаются ни на секунду и являются неотъемлемой частью нашего существования.

Двигаться – значит жить, а двигаться без боли, легко и свободно – значит жить здоровой жизнью. Что значит правильно двигаться? Это значит двигаться так, чтобы каждая клетка в организме ожила, пришла в движение и запустила процессы обновления и питания тканей, чтобы не осталось в нем скованных мышц, неподвижных суставов, застывшего жесткого позвоночника, холода и безжизненности в руках и ногах.

Глядя на больного человека, мы невольно чувствуем, что в нем нет жизни, нет энергии и нет движения. Для того чтобы восстановить здоровье, прежде всего, необходимо устранение всех ограничений свободного движения.

На протяжении последних 20 лет областью моих исследований являются заболевания, связанные с опорно-двигательной системой человека, в частности – позвоночника. Заболевания позвоночника преследуют человечество во все времена. Гиппократ считал терапию позвоночника важнейшей областью медицины. «Когда болезней много, болезнь одна – позвоночник», – говорил он. Каждый сегмент – позвонок связан с внутренними органами. По состоянию позвоночника можно судить и о здоровье организма человека в целом.

Цель моих исследований заключается в разработке и реализации на практике методов восстановления утраченных функций позвоночника. Моя практическая деятельность направлена на устранение проблем, связанных с заболеваниями позвоночника: остеохондроз, грыжа межпозвоночного диска, сколиоз, ущемление нерва, онемение конечностей, потеря чувствительности, парез лицевого нерва и другие. Практическая сторона лечения основана на естественных методах – природных, натуральных, не нарушающих целостность организма, а напротив, аккуратно восстанавливающих ее.

Моя философия здорового позвоночника базируется на трех основных принципах:

1. От законов природы нельзя спрятаться. Как только мы пытаемся это сделать, нас настигают болезни. Чтобы избежать проблем со здоровьем мы должны быть такими, как нас создала природа – *разумно подвижными, разумно сильными и разумно гибкими.*

2. Организм человека – это уникальное создание, способное к самообновлению, саморегуляции, самоисцелению. В нем заложены природой все необходимые для исцеления «лекарства». Задача специалиста – «заставить» работать эти «лекарства», направить их на конкретный больной орган и обратить патологические процессы в физиологические.

3. Человек, обрекающий себя на неподвижность, обрекает себя и на болезнь. Движение необходимо позвоночнику как жизнь. Сделайте это высказывание своим девизом, и Вы избавитесь от многих болезней!

Моя история

Положительный опыт моей деятельности доказал справедливость утверждения о том, что наилучшие результаты в лечении достигаются благодаря той методике, которая разрабатывается специалистом самостоятельно, не копируется у других и проверена на себе лично. Своя методика лечения рождается от искреннего желания помочь больному человеку. Она приходит интуитивно, изнутри души или, к сожалению, по причине каких-либо страшных испытаний, посланных судьбой.

В моем случае, причиной создания авторской системы восстановления утраченных функций позвоночника, включающей в себя ряд методик, послужила полученная 6 апреля 1990 года травма позвоночника – смещение трех позвонков с выдавливанием двух дисков и глубоким ущемлением нерва правой ноги. Нога практически отказала, а на позвоночник была рекомендована сложнейшая операция по удалению двух грыж. Разработанная и проверенная на себе система восстановления позволила избежать операции и вероятной инвалидности.

Однако ни в коем случае нельзя отбрасывать все то ценное, что имеется в других, уже успешно используемых, системах и методах. Наоборот, накопленный положительный опыт необходим для совершенствования эффективности своего метода.

Прежде чем разработать свою систему восстановления мне пришлось обратиться к двум направлениям медицины – научной и альтернативной (традиционной), изучить многие теоретические и практические аспекты, связанные с проблемами позвоночника, испытать на себе все «прелести» неэффективных подходов к лечению, пройти долгий путь к пониманию истинных проблем и «своего пути» исцеления. Ведь грамотный специалист должен хорошо ориентироваться в самых разных методиках, даже в тех, которые не используются им самим.

Моя школа и практический опыт основываются на различных направлениях альтернативной медицины. Начиная от методик различных видов массажа, нескольких школ мануальной терапии, натуропатии до биоэнергетической терапии. Это долгий и трудный путь познания: тщательное и всестороннее изучение, анализ и экспериментальная проверка на практике большого опыта, накопленного человечеством в этих направлениях. Моя система восстановления появилась не сразу. На ее создание потребовались годы исследований. Это не мое собственное изобретение, это синтез всего лучшего в области естественного оздоровления, что помогло мне и впоследствии многим моим пациентам выздороветь без помощи лекарств.

Теперь я могу сказать, что в медицине нет «плохих» или «хороших» методов лечения позвоночника: в ряде случаев одни и те же методики или их сочетания дают различные по эффективности результаты. Решение о подборе лечения должно осуществляться строго индивидуально, на основе предельно точного диагноза и быть комплексным.

Авторская система восстановления утраченных функций позвоночника включает в себя несколько оригинальных методик и предлагает использовать большое количество различных лечебных приемов (техник). Под лечебными приемами будем понимать комплекс терапевтических мероприятий ручного воздействия, направленный на устранение боли, коррекцию или ликвидацию патологических проявлений, вызванных изменениями в позвоночнике, суставах, мышцах и связках. Это лечебный массаж, мобилизационные техники, которые направлены на проработку связок, сухожилий, капсул суставов. Это приемы расслабления мышц и релаксация. Это лечение движением.

Лечебные приемы проводят локально по точкам, сегментам тела с учетом индивидуального подхода к каждому пациенту, с учетом формирования болезни, длительности болезни, с учетом возрастных, психологических и других факторов.

Цель процесса восстановления ставится и достигается одна: разорвать порочный круг и сложившиеся за годы стереотипы болезни, добраться до ее начала, корней, «вытащить» из глубины наружу и избавиться от нее. Практикующий специалист должен, с одной стороны, устранять причины, вызвавшие болезнь, а с другой — поддерживать и укреплять защитные силы самого организма. Чтобы правильно назначить способ лечебного воздействия, ему нужно правильно и полностью учитывать: природные условия в месте постоянного проживания пациента, состояние его здоровья, особенности его мышления и эмоционального реагирования, конституциональную специфику организма.

Выбор методики восстановления – ответственная задача специалиста, которая зависит от правильно поставленного диагноза.

Приведем алгоритм (последовательность действий) выбора методики восстановления.
1. Тщательный анализ жалобы, история возникновения болезни, история жизни, предшествовавшей болезни.
2. Тщательный анализ характера течения болезни.
3. Использование данных клинического обследования:
    • специализированные диагностические тесты;
    • рентгенографическое/ультразвуковое исследование позвоночника;
    • магнитно-резонансная томография (МРТ) позвоночника;
    • кардиоритмографическое исследование вегетативной нервной системы;
    • термографическая диагностика вегетативных центров спинного мозга, околопозвоночных вегетативных узлов, вегетативно-сосудистых сплетений чувствительных и двигательных нервов;
    • термографическая диагностика состояния мышц с выявлением в них локальных уплотнений и воспалений.
4. Функционально-двигательные тесты:
    • клиническое обследование двигательных, чувствительных и вегетативных нервов;
    • клиническое обследование тонуса мышц и подвижности позвоночных сегментов.

5. Постановка диагноза.
6. Назначение методики восстановления (лечебных приемов
7. Планирование курса восстановления и определение максимально точной дозировки каждого лечебного воздействия.
8. Планирование реабилитационного курса или назначение профилактических мероприятий.

Методики восстановления и лечебные приемы, входящие в авторскую систему восстановления утраченных функций позвоночника направлены на:
• увеличение подвижности в суставах и позвоночнике;
• улучшение проводимости нервных волокон;
• восстановление кровоснабжения в конечностях;
• восстановление чувствительности и двигательной активности;
• улучшение лимфо-дренажа в тканях;
• укрепление мышечной системы;
• восстановление костной ткани позвонков;
• оказание общеукрепляющего воздействия и повышение иммунитета.

Авторская система восстановления базируется на принципах: без применения лекарств, без побочных эффектов, без ограничений в возрасте.

Основное отличие моего подхода к лечению в том, что конечной целью я рассматриваю не только устранение болевого синдрома, но и полное восстановление нарушенных функций позвоночника.

С чем же я вас, дорогой читатель, познакомил в моем вступительном слове?

Во-первых, вы теперь знаете немного обо мне – мое понимание жизни в движении, мою философию здорового позвоночника, мою историю.

Во-вторых, я ввел вас в курс моей практической деятельности, условно познакомил со своей авторской системой восстановления утраченных функций позвоночника: рассказал о цели восстановления, о выборе методики восстановления, о принципах восстановления и основном отличии моего подхода к лечению.

И, в-третьих, если что-то из изложенного выше Вас, дорогой читатель, заинтересовало, какие-то моменты затронули наболевшие проблемы, и вы хотите получить ответы на давно мучавшие вопросы, то я приглашаю Вас продолжить чтение этой книги. На ее страницах будет представлен полный курс авторской системы восстановления и укрепления позвоночника, дано описание многих методик и лечебных приемов, основанных на естественном – без применения лекарств подходе к своему собственному организму. Я расскажу вам о профилактике заболеваний опорно-двигательного аппарата и о том, как жить здоровой жизнью, в гармонии с самим собой и окружающим вас миром, как двигаться без боли, легко и свободно и иметь здоровый позвоночник!

Кому верить, как проверить?

Статья Елены Шпигнер.
Газета «Время», Израиль. 06/06/1994

...Он поднял на ноги мою подругу после того, как восемь месяцев она пролежала без движения в постели, страдая от невыносимых болей в позвоночнике. Хирурги и в Израиле, и в Америке отказали ей в операции, считая случай безнадежным. Ей прописали наркотики и фактически обрекли на гибель в... 42 года. Терять было нечего. И ее родные бросились к знахарям. Никому не известный российский костоправ Сергей Смусь в течение нескольких десятков сеансов сделал то, чего не смогли доктора: избавил женщину от болей и поднял на ноги.

Сергей Смусь по специальности биолог. Буквально после двух месяцев в стране он начал работать в клинике альтернативной медицины, потом окончил курсы в Институте Проблем Спины и Конечностей. И вот теперь открыл клинику собственную. Он назвал ее клиникой неконвенционального безболезненного лечения шеи, позвоночника и конечностей.

Как работает Сергей, я видела. И результаты его лечения – тоже. И все-таки, когда однажды – по моей, не по его инициативе – мы присели, чтобы поговорить «для статьи в газете», я решила начать с того, что на сегодняшний день кажется мне очень важным.

– Вы знаете, я на себе чувствую, как некоторые бизнесмены – «лекари» скомпрометировали то, что существовало испокон веков, еще до того, как были открыты и признаны современные методы лечения, – говорит Сергей. – Здесь дело, наверное, не в медицинском образовании. Мой дед был костоправом. Мальчишкой я крутился возле него и, как мне теперь кажется, именно от него многому научился. Кстати, именно из-за него я, наверное, не пошел в медицинский институт. Я понимал, что современная медицина разрывает человека на части. Лечит одно, не замечая другого.

– Я никогда не думал, – продолжает Сергей, – что уроки деда мне пригодятся. Но лет восемь назад я как-то вдруг начал замечать людей, которые страдают. Сейчас я по походке человека могу определить, чем он болен.

То, чем занимаюсь, я называю глубокой терапией. Я не работаю, как массажисты, на наружных мышцах. Лечу опорно-двигательную систему глубоким массажем нервных волокон и мышц, которые держат скелет. Очень много пациентов обращается ко мне с проблемами, связанными с отложением солей. К примеру, со шпорами на пятках. И мне удается их «разбить», то есть убрать. Перед каждым сеансом я обязательно провожу специальную процедуру для снижения уровня боли. Мне очень важно, чтобы человек, лежащий на кушетке, совершенно расслабился и не боялся моих рук.

– Вам никогда не мешало отсутствие медицинского образования?

– Я биолог и хорошо знаю анатомию. И главное, могу объяснить, что именно делаю и почему. Мне кажется, что большинство знахарей-аферистов процветают именно потому, что на вопрос, КАК они лечат, отвечают: «Это невозможно и трудно объяснить». И ссылаются при этом на какие-то неведомые силы природы. Есть, безусловно, природные силы. Но я не считаю, что их следует возводить в ранг некого «чуда». Мне кажется, настоящего лекаря от афериста можно отличить по тому, сколько тумана он напускает вокруг своей деятельности. Я стараюсь быть предельно открытым.

Один из бывших пациентов Сергея рассказал мне историю своего лечения у него. «Моя болезнь обострилась два года назад. Стало трудно ходить, трудно сидеть. Обратились к врачам в разные больницы. Наконец – после разных сложных анализов – хирурги заявили, что мои шейные позвонки как бы окостенели, окаменели, закутаны в ткань, а все нервные окончания зажаты. Мне сказали, что выход один: сделать операцию и поставить между позвонками пластмассовые кольца, которые, по крайней мере, освободят нервные окончания и дадут возможность двигать головой и руками. На единственный мой вопрос: «Есть ли гарантия успеха?» последовал ответ: «Нет». И тут мне дали адрес Сергея. Я поехал к нему. Вначале мы просто говорили, и между нами возникло какое-то доверие. Он посмотрел все снимки и сказал, что сможет помочь. Как? Сергей объяснил, что у организма

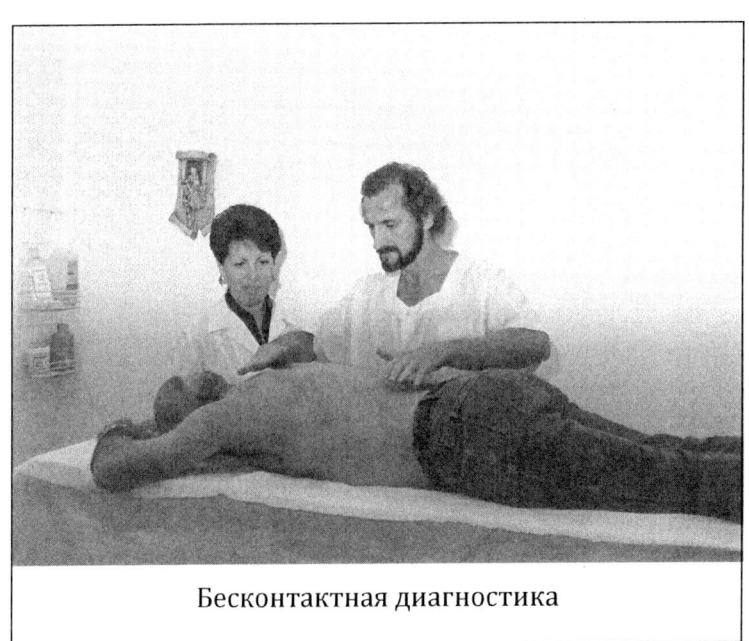

Бесконтактная диагностика

имеется потенциал, который просто зажат и его нужно выпустить на волю, освободив нервные окончания. Это делается несколькими методами: ипликатор, мази, глубокий массаж. Я решил попробовать. Лечение было длительным, я ходил к нему почти полгода. Наконец он сказал, что теперь все зависит от меня самого: мол, я тебе дал старт. И я вдруг почувствовал, что начинаю оживать.

Недавно я пробежал пять километров и чувствую себя просто здоровым человеком. Зашел как-то к врачу, который направлял меня на операцию. Он сказал: «Где-то мы с вами встречались...». Потом вспомнил, где и при каких обстоятельствах. Услышав мой рассказ о Сергее, он улыбнулся. Но все же попросил его адрес – для кого-то из своих родственников».

При всем скептицизме, с которым конвенциональные медики относятся к экстрасенсам и другим «нетрадиционщикам», не замечать их уже просто невозможно. Они есть, к ним идут люди. Говорят, что навредить биоэнергетики не могут. В крайнем случае, не помогут. Как знать? Редко у кого из врачевателей можно найти картотеку с данными больных. Мало кто вообще знает, как себя чувствует его пациент по прошествии, скажем, полугода.

– Мне кажется, люди идут к экстрасенсам, ожидая от них чуда, – говорит Сергей. – Болела, к примеру, рука. И вдруг за два сеанса перестала болеть. Чудо. А то, что через месяц рука начинает болеть снова, мало кого смущает. Можно снова пойти к экстрасенсу. Он снова совершит чудо. Я не пользуюсь методом бесконтактной биоэнергетики, хотя владею им. Просто не хочу, чтобы пациент ждал от меня чуда. Нет никакого чуда в том, что человек, обладающий повышенной энергетической силой, может за два сеанса снять боль. Он просто отключает точку, которая отвечает в организме человека за болевой симптом. Но корень болезни остается.

Наверное, чем больше люди будут узнавать о своей природе, о народной медицине, тем скорей они перестанут относиться к целителям, работающим нетрадиционными методами, как к неким чудотворцам, и смогут самостоятельно определять, кто может лечить, а кто попросту обманывает.

ЧАСТЬ I

ПОЧЕМУ ЛЮДИ ОБРАЩАЮТСЯ К АЛЬТЕРНАТИВНОЙ МЕДИЦИНЕ?

Из первой части вы узнаете:

♦ Что собой представляет медицина в настоящее время?

♦ Что такое альтернативная медицина?

♦ Каковы позиции альтернативной медицины по вопросам: причины заболевания, смысла здоровья, целительного процесса, природы здорового образа жизни?

♦ Почему люди обращаются к альтернативной медицине?

♦ Какие методы лечения относятся к альтернативным?

Направления медицины

Столетиями люди пытались понять причины возникновения и способы лечения болезней. Знания и практические меры, используемые для обнаружения, лечения и предупреждения болезней принято называть медициной. Однако в настоящее время медицина представляет собой сложную и разветвленную систему взаимосвязанных направлений, каждое из которых имеет свой предмет и методики исследования, свою проблематику и специфическую форму связи с практикой.

Условно медицину можно разделить на два направления: научную и альтернативную.

Научная медицина включает систему знаний по врачеванию, основанную на данных научно-технического прогресса, связана с экспериментом, в результате которого приобретаются эмпирические знания и философские идеи, создаются научно обоснованные концепции, гипотезы, теории. У этого понятия есть синонимы: биологическая медицина, ортодоксальная, официальная, классическая.

До недавнего времени можно было говорить и о конвенциональной медицине. Однако в современном смысле слова конвенциональная медицина – не являются синонимом научной медицины. Так, в официальной, конвенциональной медицине многих стран мира, включая и Россию, до сих пор нередко используются методы лечения, базирующиеся на устаревших или несовременных теориях и представлениях, не соответствующих современным критериям доказательной медицины.

Альтернативная медицина (АМ) включает в себя все методы диагностики и лечения, эффективность которых при конкретной патологии не доказана в ходе клинических испытаний.

К альтернативной медицине относится **традиционная медицина** (ТМ), включающая практический опыт по способам и средствам лечения, накопленный обществом и передающийся от поколения к поколению. Традиционная медицина имеет глубокую историю и основана на многовековом опыте народа. Традиционная медицина подразделяется на китайскую, индийскую, тибетскую, уйгурскую, греческую и арабскую медицины.

Почему-то в России альтернативную медицину нередко называют нетрадиционной. Но это название не отражает сути. Ведь медицина, имеющая более чем 5000-летнюю традицию, «нетрадиционной» быть не может. Древние признавали целостность человека и окружающей среды, и их основным принципом лечения было устранение нарушений этой целостности.

Именно в альтернативной медицине основным принципом является индивидуальный подход к диагностике и лечению, при этом устанавливается состояние человека, а не патология органа, и лечение направлено на оказание помощи в выздоровлении, т.е. на естественное течение процессов восстановления структуры и функции.

Выделяют также практическую (клиническую) медицину, или **медицинскую практику** – практическое применение накопленных медициной знаний для лечения заболеваний и патологических состояний человеческого организма.

На современном этапе развития медицины важным аспектом является тесная интеграция научной и традиционной медицины, европейской и восточной с целью обеспечения более высокой эффективности укрепления здоровья и лечения заболеваний.

В законодательстве англоязычных стран наиболее широко используется термин **Complementary and Alternative Medicine** – комплементарная медицина.

Само понятие «комплементарность» (от латинского «complement» – дополнение) введено Нильсом Бором в 1928 году в связи с появившимися в ядерной физике феноменами, которые не могли быть описаны с классических позиций.

В основе комплементарной медицины (P. Juni, 1994), лежит представление об общности естественно-научного базиса классической и альтернативной медицины, а отсюда и необходимости дополнения конвенциональных медицинских методов методами биологической медицины, молекулярной биологии, биофизики и иммунологии, что способствует расширению рамок классической медицины.

Данное понятие включает все направления медицины, не поддерживаемые государством в явном виде, но и не запрещённые. Оно регулируется специальными законодательными актами. Смысл термина – восприятие разных ветвей медицины, исходя из принципа «не навреди».

В эволюции медицины прослеживается пять основных положений:
- синтез медицины, теологии, философии и социологии;
- синтез медицины с физико-математическими науками (математика, физика, кибернетика, химия, астрология);
- синтез медико-биологических и клинических наук;
- синтез традиционной и научной медицины;
- синтез традиционных и новых медицинских технологий.

На данном этапе развития медицины можно говорить об **интегративной медицине**, которая объединяет Западную и натуральную медицины, включая различные варианты без медикаментозного лечения (физиотерапия, бальнеология, гомеопатия и др.), в том числе, и Восточную медицину. Термин «интегративная» медицина в ряде случаев используется как синоним альтернативной медицины. Хотя по смыслу он должен не противостоять (альтернатива), а объединять (интеграция) с получением нового качества диагностики и лечения на основе современной «научной» медицины.

Такая интеграция приводит к качественно новым возможностям в области здравоохранения. По нашему мнению, именно в поле интегративной медицины наиболее адекватно и равноправно объединяются возможности комплементарной и научной медицин. С этой точки зрения термин «интегративная» медицина следует рассматривать как объединяющее понятие. Примером такой интеграции является вегетативно-резонансный тест (ВРТ), метод Фолля, биорезонансная терапия (БРТ), представляющих собой объединение достижений в области биофизики, квантовой механики, электроники и знаний о системе меридианов китайской медицины, основных её принципов и гомеопатии – методики лечения появившейся на западе.

Таким образом, на основании всего выше сказанного, хочу привести слова немецкого врача, имевшего авторитет в медицинских кругах в конце XVIII – начале XIX в. К.В. Гуфеланда, который в своем произведении «Искусство продлить человеческую жизнь» писал: *«Медицинское искусство одно, потому что оно основано на вечных законах природы; но систем медицинских много. Иначе и быть не может...»*

Что такое альтернативная медицина?

Что же на самом деле представляет собой альтернативная медицина? Почему сегодня все большее количество людей обращаются к ней за помощью? Почему тратят на нее свои деньги и время? Почему используют традиционную медицину Древнего Востока? Почему тяжело вздыхают, когда вы говорите о классических подходах к лечению? И, наконец, почему интерес к альтернативной медицине возрастает именно в тех странах, в которых научная медицина имеет наиболее долгую историю?

Характерной особенностью последних лет для законодательств многих стран в сфере охраны здоровья является повышение внимания к проблемам правового регулирования деятельности в области традиционной медицины. Исследователи отмечают факт огромного роста интереса со стороны населения к ее методам [1].

Говоря о причинах, побуждающих движение людей к традиционной медицине (ТМ), отмечаются как определенные негативные стороны официальной медицины, например, не вполне исчерпывающее разрешение проблемы, не всегда высокое качество, дороговизна, диктат техники над человеком и многое другое, что вызывает неудовлетворенность населения, – так и достаточно высокая эффективность методов и средств ТМ. [10]

Традиционная или комплементарная или альтернативная медицина (КАМ) в США становится все более и более популярной. По данным статистики к специалистам традиционной медицины обращается от 43 до 69 процентов населения. (Майкл Шермер в книге «Почему люди верят в чудеса» считает, что в США лечиться у врачей альтернативной медицины предпочитают до 88% населения). Более 60% медицинских школ предлагают курсы КАМ, 70% семейных врачей обучаются методам КАМ и используют их в своей практике, 67% медицинских организаций предлагают хотя бы один из методов КАМ. [1; 3].

В 1991 году при Национальном институте здоровья (НИЗ) США был учрежден Офис Альтернативной Медицины (ОАМ), основной задачей которого являлась координация научных исследований в этой области с целью определения эффективности и безопасности средств и методов КАМ и интегрирования наиболее перспективных из них в практическое здравоохранение [4; 5]. Решением Конгресса США ОАМ в 1998 году был преобразован в Национальный центр комплементарной и альтернативной медицины (НЦКАМ). Задачи Центра были значительно расширены. Основными из них явились:

• выполнение фундаментальных и прикладных клинических исследований средств и методов ТМ;

• разработка единых методических подходов к проведению и критериев оценки исследовательских работ в области ТМ;

• распространение информации и соответствующих исследовательских программ [6].

В медицинской печати сообщалось, что каждый врач общей практики Великобритании вскоре получит руководство по традиционной медицине. Это поможет медикам принимать правильные решения при выборе наиболее эффективных методов лечения. Пособие разработано британским Министерством здравоохранения совместно с Национальной медицинской ассоциацией, Ассоциацией врачей общей практики и Фондом интеграционной медицины. В нем описаны шесть наиболее распространенных методов: акупунктура, траволечение, гомеопатия, остеопатия, хиропрактика, гипно- и ароматерапия. В странах, где традиционная медицина интегрирована в систему здравоохранения (Китай, Индия и ряд других азиатских стран), к ее специалистам постоянно обращается не менее половины населения. [11]

Итак, **что же такое альтернативная медицина?** Одно из определений, которое неплохо служило нам в последние годы, можно найти в статьях доктора Девида Эйзенберга и в обзоре, опубликованном Американским Национальным Центром КАМ: «Альтернативная медицина – это методы лечения, которым не учат в медицинских школах, которые не практикуются врачами в медицинских учреждениях, и которые не предусмотрены страховкой» [1]. Но за последние несколько лет культурные и медицинские акценты сместились, и альтернативные методы лечения получили признание у многих медицинских школ, больниц, практикующих врачей и главное – страховых компаний. Поэтому приведенное определение несколько утратило свое значение и осталось на определенном этапе истории развития традиционной медицины.

На сегодняшний день альтернативную медицину можно представить, как широкий спектр методов здравоохранения, которые подразумевают целостный подход к организму, принимая во внимание не только физическое состояние человека, но и его психологическую, эмоциональную и духовную стороны. Многие методы также связывают здоровый и гармоничный образ жизни с профилактикой многих заболеваний.

Ключевое отличие альтернативной медицины от классической (научной, общепринятой) заключается в том, что большинство методов и методик не подвергалось клиническим исследованиям и скрупулезным научным тестам. В таких исследованиях методику экспериментальной терапии сравнивают по эффективности с проверенным традиционным лекарством, или с плацебо – индифферентным веществом, имитирующим его по внешним признакам. Так как альтернативная медицина становится все более популярной, в последнее время ученые подвергают эти методы все более серьезным исследованиям и публикуют результаты.

Говоря о комплементарной помощи (терапии), следует отметить, что она заключается, прежде всего, в комплексном и интегрированном подходе к лечению, который предусматривает кроме самого курса специального лечения использование широкого арсенала дополняющих лечебных средств и терапий.

Комплементарная терапия учитывает и активно использует индивидуальные особенности организма пациента.

Таким образом, самыми главными отличительными особенностями комплементарной терапии в медицине являются следующие:

• учёт индивидуальных особенностей организма пациента в общей программе специального лечения, использование в лечебном процессе внутренних резервов организма пациента;

• многоаспектность и комплексность воздействия на организм пациента;

• возможность оптимизации широкого арсенала лечебных и дополняющих средств, гармоничное и взаимодополняющее сочетание в лечебном процессе основного курса специального лечения с дополнительной терапией.

Многие зарубежные специалисты считают, что наиболее правильным подходом к использованию комплементарной помощи должно быть использование её не после окончания специального лечения, а начиная с момента постановки диагноза.

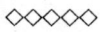

Каковы теоретические основы двух направлений медицины?

Для полного понимания и взвешенного сравнения классической и альтернативной медицины необходимо рассмотреть теоретические основы двух направлений медицины, которые определяют методы исследования и лечения. В таблице 1 представлены некоторые показатели, такие как – причина заболеваний, сам целительный процесс, природа здорового образа жизни – и отношения к ним с позиций двух направлений медицины.

Таблица 1

Позиции медицины

Некоторые показатели	Общепринятая медицина	Альтернативная медицина
Разум, тело, дух	разделены	едины
Тело – это	сумма частей; механизм	живой микрокосм или вселенная
Болезнь возникает, когда	составные части «ломаются»	возникает дисбаланс энергии/жизненной силы
Задача медицины	бороться с болезнью	восстановить гармонию тела – духа – разума
Врач должен	подавить и устранить симптомы	выявить причину возникновения дисгармонии и дисбаланса
Основное внимание следует уделить	составным частям, материи	единому целому, энергии
Лечение заключается в	попытке «починить» сломанные части	стимуляции процесса самоисцеления
Основные методы лечения	лекарства, хирургия	восстановление; диета, физические упражнения, травы
Медицина – это	лечение болезни	забота о здоровье

Причина заболевания

Классическая и альтернативная медицины резко расходятся во взгляде на причину заболевания. Классическая медицина исходит из того, что болезнь вызывается бактериями, следовательно, антитоксины и вакцины могут повысить способность человека сопротивляться нежелательному воздействию вредоносных существ. Вооружившись этим знанием, врачи начали бороться с огромным множеством страшных инфекционных заболеваний. По мере развития медицины, врачи поняли, что причиной других заболеваний являются микробы и генетическая предрасположенность. Выявив патоген, метаболический сбой или химический дисбаланс, можно найти лекарство, которое устранит это пагубное для здоровья явление. Следовательно, любую болезнь можно победить с помощью вакцины, антибиотика или химического соединения.

Классическая медицина во многом опирается на теорию Дарвина о естественном отборе. Дарвин утверждал, что жизнь – это постоянная борьба, в которой выживают только сильнейшие. В применении к медицине эта теория привела к убеждению в том, что человек живет, подвергаясь постоянной атаке со стороны миллионов микроорганизмов, являющихся основной причиной большинства заболеваний. Поэтому симптомы болезни стали рассматривать как враждебные проявления, с которыми следовало бороться. Например, головная боль или повышение температуры – это повреждающие факторы, которые нужно немедленно устранять.

Альтернативная медицина исходит из убеждения, что человеческий организм функционирует благодаря прохождению в нем жизненной силы и энергии. Органы организма должны находиться в полной гармонии и равновесии. Гармония и баланс должны существовать не только в теле человека, но и в обществе и во всей окружающей среде в целом. Сбалансированный организм может эффективно противостоять воздействию бактерий и вирусов, а также травмам. Когда жизненная сила и энергия блокируются или ослабевают, органы и ткани не могут функционировать нормально, поступление кислорода к ним сокращается, токсичные продукты накапливаются, что приводит к дегенерации органов и тканей. Симптомы болезни – это способ, которым организм сообщает, что жизненная сила блокирована или ослабела, что иммунная система не справляется. Болезнь не всегда вызвана бактериями и вирусами, поскольку те окружают нас постоянно. Болезнь – это конечный результат серии событий, которые начались в тот момент, когда жизненная сила ослабела.

Основываясь на таком предположении, можно сказать, что симптомы не следует подавлять, если они не представляют прямой угрозы для жизни – если головная боль не связана с инсультом, а температура не поднялась выше 38,5 градуса. Напротив, к симптомам нужно относиться со вниманием, поскольку они говорят о том, что система борется за самовосстановление. Головная боль может служить сигналом о том, что необходимо восстановить утраченный энергетический баланс, а повышение температуры – быть связанным с разрушением бактериальных белков или токсинов. Подавляя симптомы, вы не устраняете причины болезни. Напротив, вы загоняете болезнь внутрь. Поскольку энергия извне не поступает, возникший энергетический дисбаланс не устраняется.

Смысл здоровья

Для западного человека, по крайней мере, в прошлом, здоровье ассоциировалось с отсутствием болезни или другого аномального состояния. Здоровье – есть состояние организма, все части которого нормально развиты и правильно функционируют. Такое определение расширялось. Стало ясно, что здоровье – это не статичное состояние. Тело претерпевает постоянные изменения, адаптируясь к внутренним и внешним условиям. Большинство врачей определяет здоровье как состояние благополучия организма. Впрочем, в вопросе о том, кто определяет это благополучие – врач или пациент, мнения могут расходиться.

Целители альтернативной медицины рассматривают здоровье как состояние целостности, баланса и гармонии тела, разума, эмоций и духа. Здоровье – это не какой-то идеал, к которому нужно стремиться. Это длительный процесс, это реализация жизненного потенциала, внутреннее ощущение жизни. Физический аспект здоровья включает в себя оптимальное функционирование всех систем тела. Эмоциональный – чувство самодостаточности, высокую самооценку, способность чувствовать и видеть прекрасное во всем, что окружает человека. Духовное здоровье определяется согласием жить в гармонии с самим собой, с окружающими людьми, с обществом. Взаимосвязанные компоненты приводят к развитию внутренней системы моральных ценностей и обретению смысла жизни. Общественный аспект духовного здоровья следует понимать, как единство человечества и веру в священность жизни в любом ее проявлении. Такие убеждения побуждают человека к поискам истины, появлению чувства справедливости по отношению ко всем членам общества.

Всемирная организация здравоохранения (ВОЗ) утверждает: «Существующее определение здоровья должно включать в себя духовный аспект, а забота о здоровье должна находиться в руках тех, кто полностью осознает и разделяет духовные ценности человечества».

Целительный процесс

Как правило, в целительном процессе классическая медицина отдает предпочтение внешним методам – применению лекарств, хирургическим операциям, облучению. Врачей учат «чинить» или заменять поврежденные части. Врач целиком и полностью сосредоточен на болезни или аномальном состоянии.

Целитель, занимающийся альтернативной медициной, изучает состояния, которые повреждают, снижают жизненную силу и мешают энергии свободно протекать по организму человека. Исцеление целиком и полностью зависит от восстановления баланса и гармонии. Целитель сосредоточивается на потенциале человека, а не на его болезни.

Природа здорового образа жизни

Классическая и альтернативная медицины по-разному подходят к тому, как можно сохранить и поддержать здоровье. Классическая медицина сосредоточивается на предупреждении болезней. Потребителей учат тому, как можно уменьшить риск возникновения рака, сердечно-сосудистых заболеваний и других болезней, угрожающих жизни и являющихся основной причиной смертей в современном западном мире. Да, это очень важно, но предупреждение болезни – это всего лишь один аспект сохранения здоровья.

В альтернативной медицине существует другой. Сохранение здоровья – это длительный, постоянный процесс, связанный с оптимальным развитием физического, эмоционального, ментального и духовного «я» человека. Система ценностей, образ жизни и отношение к здоровью играют очень важную роль.

Итак, почему же люди обращаются к альтернативной медицине?

Одни пациенты обращаются к врачам и целителям по одной и той же причине. Например, с хронической болью борются и с помощью обезболивающих, и с помощью иглоукалывания и других альтернативных методов лечения. Другие пациенты ожидают от каждого подхода чего-то своего. Например, они обращаются к семейному доктору, чтобы бороться с инфекцией с помощью антибиотиков, а затем отправляются к целителю, использующему альтернативные методы лечения, чтобы повысить естественный иммунитет с помощью здорового образа жизни. Некоторые из тех, кто подвергается химиотерапии, используют медитацию и визуализацию, чтобы справиться с побочными эффектами применяемых лекарств. Люди, использующие классические и альтернативные методы лечения, делают собственный выбор и готовы принять на себя ответственность за свое здоровье.

К причинам, по которым люди выбирают альтернативную медицину, можно отнести следующие:

• желание вылечиться;

• желание обрести крепкое здоровье, чего не смогла дать классическая медицина;

• желание повысить качество жизни;

• желание принимать решения, связанные со здоровьем, самостоятельно;

• мнение о том, что классическая медицина лечит симптомы, а не причину болезни;

• желание уменьшить количество принимаемых лекарств;

• желание приобщиться к определенной культурной системе.

Однако, в настоящее время, пациенту становится очень трудно определить, как и где можно получить наилучшее лечение. Многие обращаются к целителям по рекомендациям друзей, знакомых или родных. Кому-то рекомендуют специалистов в магазинах здорового питания или в местных больницах. Очень трудно найти надежную информацию, выбрать хорошего специалиста, не попасть в руки шарлатана.

Вы должны остерегаться целителей, которые:

• утверждают, что знают ответы на все вопросы;

• утверждают, что их метод целительства является наилучшим и единственно правильным;

• обещают скорый успех;

• отказываются консультироваться с другими специалистами;

• кажутся более заинтересованными в своем гонораре, чем в вашем здоровье.

Среди альтернативных целителей есть по-настоящему хорошие, лицензированные специалисты, но никто не может дать вам никаких гарантий. Большинство людей не рассказывают врачам о том, что они обращаются к целителям. Это объясняется страхом, смущением, боязнью прослыть суеверным и отсталым. Эти страхи не беспричинны. Если ваш семейный доктор начинает осуждать подобные действия и категорически запрещает вам прибегать к услугам альтернативной медицины, имеет смысл подумать о том, что вам нужен другой доктор. С другой стороны, не вызывает сомнений тот факт, что ваш доктор знает о болезнях гораздо больше вас (если только вы сами не доктор!). Открыто и честно обсудив с ним свои проблемы, вы можете найти хорошего целителя, обращение к которому не окажется опасным для вашего здоровья!

Какие методы лечения относятся к альтернативным?

Альтернативная медицина включает в себя десятки разных специализаций или, как еще говорят, медицинских методов или методик лечения. Первый Всемирный конгресс по альтернативной медицине состоялся в 1973 году. На нем был представлен список из 135 существующих методов лечения. Однако в 1994 году ОАМ Национальных институтов здравоохранения США разработал несколько перечней альтернативных методов лечения, сведенных в семь категорий, чтобы упростить рассмотрение заявок на получение грантов.

Категории были такими:
- альтернативные системы медицинской практики;
- биоэлектромагнитные воздействия;
- диета, изменение режима питания и образа жизни;
- траволечение;
- мануальная терапия;
- управление телом и сознанием;
- фармакологическое и биологическое воздействие.

Каждая из этих категорий охватывала целый ряд конкретных методов лечения.

На сегодняшний день, согласно информации, представленной порталом NCCAM – крупнейшего в мире портала современной комплементарной и альтернативной медицины, Национального Института Рака США и Центра Интегративной Медицины MD Anderson США (www.mdanderson.org), специалисты выделяют пять доминирующих направлений альтернативной и комплементарной медицины:

- альтернативные системы медицинской практики;
- направления регулирования системы разум-тело;
- терапии, основанные на биологических средствах и методах;
- телесно-ориентированные практики и методы;
- биоэнергетические терапии и практики.

Приведем краткую характеристику каждого из этих направлений.

Альтернативные системы медицинской практики

Альтернативная медицина включают в себя следующие методы и методики лечения:

- Традиционная китайская медицина.
- Традиционная американская медицина.
- Аюрведическая медицина.
- Гомеопатия.
- Натуропатия.

Это такие методики, теории и практики, которые развивались совершенно независимо от классического медицинского подхода. В мире существует достаточно много различных подходов к лечению, которые практикуются различными культурами, включая весьма известные и почитаемые – восточные.

Традиционная китайская медицина делает акцент на *Ки Гонк (qi) или Чи* – жизненной энергии, баланс или дисбаланс которой связан со здоровьем и болезнью, соответственно. Она состоит из группы методов и подходов, включая аккупунктуру, травную медицину, восточный массаж и практики Ки Гонг. Терапевтическое воздействие аккупунктуры связано со стимулированием определенных биологически активных точек в организме, непосредственно связанных с работой тех или иных органов и систем через систему энергетических проводников и меридианов. Воздействие осуществляется пунктирным методом различными материалами, включая иглы и лёгкое прижигание тлеющими стеблями трав.

Традиционная американская медицина была развита американскими индейцами, центрально- и южноамериканскими народностями, аборигенами Австралии, африканской, ближневосточной, тибетской, славянской культурами и народностями.

Аюрведическая медицина (Eye yer vay duh) является традиционной медицинской системой Индии. Аюрведическая медицина (или «наука жизни») является всесторонней медицинской системой, которая придает равное значение телу, уму и духу, и стремится восстановить врожденную гармонию человека. Первичное лечения в аюрведической медицине включает диету, специальные упражнения (позы), медитацию, использование целебных трав, массаж, стремление к солнечному свету и специальные дыхательные практики.

Гомеопатия – система, которая основана на принципе «подобное лечат подобным», иными словами, данная система лечения, основана на применении лекарственных средств, которые вызывают в организме здорового человека симптомы, подобные симптомам болезни, только в очень малых дозах. Гомеопаты считают, что чем больше разбавлено лекарственное средство, тем больше его «потенциал». Поэтому в гомеопатии используют очень маленькие дозы специально приготовленных экстрактов растений, субстанций и веществ для того, чтобы на микроуровне стимулировать внутренние защитные, регулятивные и саморегулятивные процессы.

Натуропатия рассматривает болезнь как проявление особых процессов, которыми организм как бы сам излечивает себя естественным образом и подчеркивает, тем самым, важность не столько лечения болезни, сколько восстановления и самовосстановления здоровья. Натуропаты используют различные практики исцеления, включая диету на основе природной пищи, гомеопатию, аккупунктуру, травную медицину, гидротерапию, манипуляции, массажи, физические методы лечения, связанные с использованием электрического тока, ультразвука, светолечения и т.д.

Направления регулирования системы разум – тело

Данное направление также носит название психотелесное вмешательство и включает в себя следующие методики лечения:

- Медитация.
- Гипноз.
- Управляемые образы.
- Танцетерапия.
- Музыкотерапия.
- Арттерапия.
- Духовное и ментальное целительство.

Практики регулирования системы разум – тело предполагают множество различных методов, специально разработанных для того, чтобы облегчить способность организма при помощи сознания (ума) оказывать определённое воздействие на симптомы болезни и течение определённых физиологических процессов в теле.

Многие из вышеперечисленных методик, имеющие документированное теоретическое обоснование, например, специальные образовательные программы и курсы для пациентов, а так же познавательно-поведенческие подходы к работе с пациентами, сегодня уже считаются доминирующими тенденциями в современной интегративной медицине.

Терапии, основанные на биологических средствах и методах воздействия

Данную терапию также называют природной терапией. К ней относятся:

- Фитотерапия.
- Специальные диеты (например, макробиотики, исключительно низкожировая или низкоуглеводная диеты).

- Голодание.
- Вегетарианство.
- Методы рационального питания (системы Шелтона, Брэгга, Шаталовой, Семеновой, Дерябина и тд).
- Ортомолекулярная медицина (например, мегавитаминная терапия).
- Индивидуальная биологическая терапия (например, использование акульего хряща, пчелиного молочка).

Эта категория включает в себя все методы, основанные на воздействии сугубо натуральных и биологических средств, растений, продуктов, субстанций, многие из которых используются в традиционной медицине в виде специальных и диетических добавок. Сюда же включаются многие фито-средства, специальные пищевые добавки, специальные диеты, системы противоракового питания, ортомолекулярные методы и индивидуальные биологические терапии. Фитотерапия имеет терапевтическую ценность благодаря, как целебным свойствам отдельных растений, так и смеси тех или иных трав. Целебное воздействие на организм могут оказывать травы, части растений или все растения, которые производят и содержат те или иные химические вещества. Ортомолекулярные методы и терапии используют в терапевтических целях различные концентрации определённых химических соединений и веществ, таких как, магний, мелатонин и мегадозы витаминов.

Телесно-ориентированные методы и терапии

Эта категория дополняющих средств включает методы, которые основаны на манипуляции и/или движении тела. Например, хиропракторы сконцентрированы на состоянии и функциях позвоночника, и используют для достижения лечебного эффекта методики работы с соответствующими отделами позвоночника. Некоторые остеопаты придают особое значение остеопатическим манипуляциям и практикам с мышечно-скелетной системой, полагая, что все системы и органы организма находятся во взаимодействии. Нарушения в работе одного органа или системы могут оказать негативное влияние на работу других систем и наоборот. Кроме того, для нормализации состояния мышц и мягких тканей используется массаж.

Представленные ниже категории терапевтического массажа следует отнести к западной философии лечения.

Терапевтический массаж – общий массаж тела, усиливает кровообращение, увеличивает подвижность суставов и снимает болезненные ощущения за счет расслабления мышечных тканей, особенно в поясничной и воротниковой зонах.

Традиционный массаж – общий массаж тела, обладающий расслабляющим и тонизирующим эффектом. Этот вид массажа эффективен в борьбе со стрессом, поскольку улучшает кровообращение и дарит ощущение легкости и хорошего самочувствия.

Специальный расслабляющий массаж – местный массаж мышц поясничной и шейной зон спины, направленный на исправление контрактур и снятие болезненных ощущений. Контрактура – это ограничение подвижности в суставе вследствие болезненного изменения суставных поверхностей или функционально связанных с суставом мягких тканей.

Мануальная терапия. Название «мануальная» (в переводе с латинского manus – кисть руки) отражает главную особенность данного метода лечения – воздействие осуществляется, как правило, руками. При внешне однообразном поведении врача во время лечебных сеансов, по сути, мануальная терапия объединяет огромное разнообразие методов воздействия.

Мануальную терапию никто не изобретал. Она, как и массаж является естественной потребностью человека. Когда наши суставы и мышцы застоятся от сна или статических нагрузок мы стараемся растянуть, размять их, потянуться до «хруста». Так поступают и животные. Мануальная терапия является плодом многовекового развития этих навыков. Конечно, следует отдать должное врачам и ученым, внесшим огромный вклад в развитие этой области медицины.

Можно выделить мягкую и жесткую мануальную терапию. Сторонники мягкой мануальной терапии воздействуют на позвоночник опосредованно, через мягкие ткани, или используя длинные рычаги. Представители жестких техник используют короткие рычаги и воздействуют непосредственно на позвонки.

Биоэнергетические терапии и практики

Энергетические терапии сосредоточены или на соответствующих (энергетических) зонах и областях концентрации энергии, расположенных на теле человека или на прилежащих областях, имеющих электромагнитную природу.

Биоэнергетические терапии предназначены по большей части для того, чтобы задействовать в процессе терапии те энергетические центры и области, существование которых экспериментально еще не доказано, но из различных источников известно, что они имеются в организме и окружают человеческое тело. Некоторые разновидности энергетических терапий используют техники приложения рук посредством надавливания или просто помещения рук (кистей рук, с обращёнными ладонями) на соответствующие области тела пациента. В качестве примеров можно привести: Ки - Гонг, Рейки и прямой терапевтический контакт.

Ки - Гонг – элемент традиционной восточной медицины, который комбинирует движение, медитацию (рассредоточение), и управление дыханием для увеличения притока жизненной энергии (Ки) в теле, чтобы улучшить кровообращение и усилить функцию иммунной системы.

Рейки – японское слово, обозначающее универсальную энергию жизни. Терапия Рейки основана на вере, что духовная энергия может быть перенаправлена на пациента через специалиста. При этом через перенаправляемую духовную энергию происходит и излечение физического тела.

Прямой терапевтический контакт основан на древней

технике «наложение рук» и происходит из предпосылки, что посредством прямого физического контакта врача (целителя) с пациентом, может осуществляться передача пациенту целительной энергии, которая способствует улучшению и восстановлению энергетического баланса.

Целители

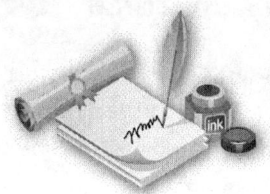

Письмо пациента М. Рабинович (Бней-Бос) клиники «Лином» (г. Ришон Ле-Цион, Израиль) в редакцию газеты «Новости недели». Израиль. 28/12/1990

Трудна жизнь, тяжела... Годы бегут, мелькают, как в калейдоскопе. Вот уже и рубеж перешла, не столько внешний, сколько свой внутренний. О возрасте мысли отгоняю, только куда от него деться и от всех болячек, которые накопились с годами.

Совсем недавно пришлось мне столкнуться с таким, что и хотела бы забыть, да никак не могу. Крутиться - вертится вокруг нас мир, и мы крутимся, с каждым годом все дальше и дальше, уходя от своих корней, от земли, от неба и моря, от гор и рек, от всего того, что дает нам настоящую силу и здоровье. Мы теперь больше таблетками, уколами, да радонами лечимся. Лечимся ли? А может, больше травим себя, может, добиваясь немедленного результата, мы больше теряем, переводя болезнь в хроническую форму? Вот над чем, прежде чем бежать к врачу, подумать нужно. А разве есть выбор?

Со всем свыкаешься. Бывает во время работы то там, то здесь немного поболит. Ну и что, можно потерпеть, некогда отвлекаться. И вдруг – бац! – сорвала спину, неловко подняла что-то тяжелое. И все. Разогнуться – ну никак! Мало того и правая нога будто пулей пробита. Боль по всей ноге, ломящая, жгучая, нестерпимая. Еле–еле домой доползла, схватила таблетки, но и они на минуту боль снимают, а потом… Потом я готова была делать что угодно: идти, ползти к кому угодно, только бы избавиться от этой щемящей, сверлящей и подавляющей твое сознание и волю боли. Когда ни днем, ни ночью не можешь ни лежать, ни сидеть, ни стоять. Когда не хочешь ничего: ни есть, ни пить, ни спать. И нигде не находишь себе места… Горит нога, от ноги жар идет по спине, горит голова, жар под сердцем. Только тот, кто хоть раз пережил подобное сможет понять меня. Обратилась в поликлинику, получила традиционные уколы и привычные диодинамики, боль как-то притупилась, но ногу чувствовать перестала. Свое тело я ощущала как одну большую рану. Каждое движение отдавалось тупым ударом в измученную бессонницей голову, а потом такими же ударами расходилось по всему телу. Я это чувствовала каждой своей клеточкой и всем своим существом. Все окружающее меня было покрыто пеленой тумана, называемого болью.

Сын прочел в какой-то газете о клинике народного лечения, предложил съездить, мне было все равно, лишь бы избавиться от одуряющей боли. Куда ехали, помню плохо. Как поднялись на лифте, куда шли – тоже. Пока сидели в очереди – в глазах рябь… Затем пригласили, уложили на диван, нога плохо слушалась, не выпрямлялась. В голове пятна красного тумана, почему красного? Не знаю, но красного… Чувствовала только какую-то теплоту, но прикосновений пока еще не было, потом такие же теплые, но жесткие пальцы пошли гулять по моим позвонкам, было такое ощущение, что они проникают даже в костный мозг… Но когда дошли до нестерпимо жгучего места на спине, вдруг остановились и стали что-то делать легко и быстро. Боль в спине начала растворяться и вместо жжения разлилось тепло. Боль притупилась.

Затем начали работать с ногой, нашли какие-то точки, которые ужасно ныли, стали что-то втирать. Затем меня крутили, мяли, растягивали. Но, как ни странно, после этого боль не усиливалась, как это было раньше, не сверлила, а тут же угасала и притуплялась. И оттого, что боль разлилась и растаяла, как масло, в голове осталось ощущение приятной те-

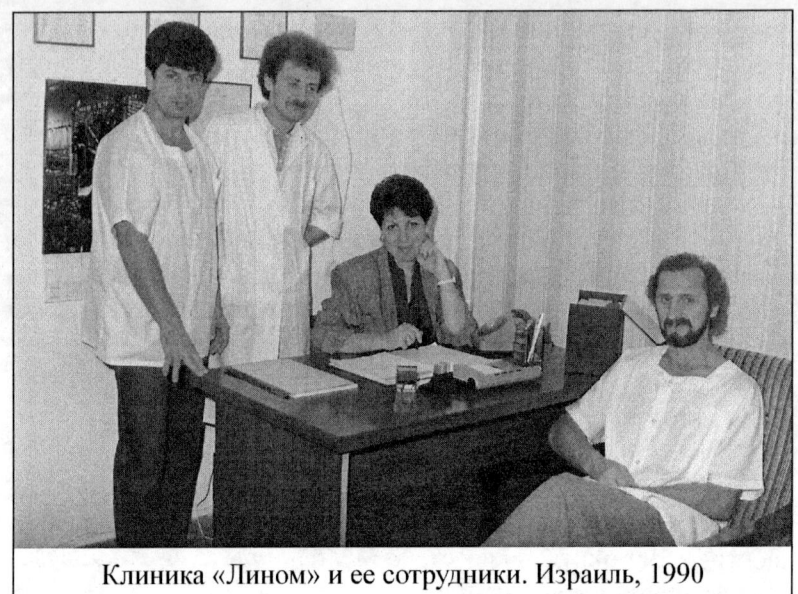

Клиника «Лином» и ее сотрудники. Израиль, 1990

плоты. А тело – и не тело вовсе, а будто из пластилина: лепи, что хочешь. А главное – исчезла изнуряющая боль.

Потом еще что-то прикладывали, растирали, – и там, где было жжение от боли, появилось живое тепло. Голова кружилась, все тело было ватным и очень хотелось спать. Когда предложили подняться, стала подниматься аккуратно, чтобы не вернулась та страшная боль. Но боли больше не было, была слабость и истома, и хотелось спать. По дороге домой дремала и ночью поспала, но к утру нога снова начала ныть противно и протяжно, хотя и с перерывами. Ощущение тепла в позвонках и ноге, казалось, сдерживали ее, не давали распространиться. Она просочится, немного поскулит, как щенок, и исчезнет.

Через день, так было назначено, когда мой организм, помимо моего сознания с переменным успехом боролся с хоть и притупившейся, но болью, мы поехали снова на процедуру

Теперь я уже была в состоянии видеть и окружающее. Я обратила внимание, что приехали мы в Ришон Ле-Цион, что поликлиника находиться на улице Ротшильда, что городишко – чистый и уютный и поликлиника – маленькая и чистая, а люди там приветливые и добрые.

Еще раз, расспросив о моем самочувствии и ощущениях, молодой врач пригласил меня в один из кабинетов с высоким столом. Улыбающаяся женщина врач и еще один молодой человек в белом халате, как впоследствии оказалось, массажист, осмотрели меня и перебросились несколькими непонятными мне словами. Потом я опять почувствовала тепло от чьих-то рук, которые не касались меня. Врач показал какие-то места для массажа и ушел в кабинет, где вел прием больных. Массаж оказался совсем не болезненным, а наоборот, очень приятным, сильные пальцы властно теребили мои мышцы, но останавливались именно там, где могло болеть. И еще был бодрый и веселый голос, который отвлекал, уводил от боли, раскрепощал.

Потом меня перевели в другой кабинет и снова уложили на диван. И снова спокойный голос, уверенные движения помогали расслабиться, довериться этим добрым и сильным рукам. Но теперь, также пройдясь по всем позвонкам и дойдя до больных, пальцы не причинили мне боли, они начали работать в тех местах, где раньше прикоснуться к коже было невозможно – такая была боль. Теперь с каждой манипуляцией усиливалось тепло, которое как бы смывало боль. Да, было два раза больно, когда эти пальцы вдруг превратились в молоточки и вправили, как мне потом сказали, мои позвонки на место. Были неприятные мгновенья, когда на больной ноге «оживляли» нерв. Но это было так быстро, а потом была сладостная истома и желание спать.

После нескольких посещений поликлиники боль в спине прошла, мне подлечили мой застарелый остеохондроз, убрали боли в руке. Уходя, я спросила: «Ребята, чем вы лечите, где ваши компьютеры и манипуляторы, где ваши электроника и приборы, шприцы и таблетки? Ведь за время моего лечения вы не разрешали мне принимать ни одной таблетки и не сделали ни одного укола»

Первая улыбнулась мне, всегда приветливая, Нона:

«Покажите-ка, ребята, свои инструменты». И они протянули мне руки, да, простые человеческие руки, такие же, как у нас, натруженные руки. Нет, не такие, наверное, более чуткие, более добрые, более умные, более умелые руки.

«Откуда вы берете силу и ум, целящие руки?».

«Силу мы берем от корней наших, от земли, от предков наших, которые тоже имели только эти инструменты, а ум приходит к нам от неба и моря, от лесов и гор, от матушки природы...».

«На чем же основана ваша работа?».

«А основана она на душе чистой, на опыте вековом, да на биополе человеческом. Идите к нам, люди, с болью в теле, но с теплом в душе, и мы вам поможем, мы вам отдадим свое умение...».

Вот так я познакомилась с добрыми людьми и хорошими мастерами своего дела – Ноной, Сергеем, Сашей и Олегом. Совсем немного работает эта клиника, но как много она может дать людям, помочь им избавиться от страданий.

Свети солнце веселее, играй лучами в лазурном море. Радуйся человек, что живешь, и если нагрянет беда, я уже знаю, где мне помогут.

ЧАСТЬ 2

КОНТАКТНАЯ БИОЭНЕРГОТЕРАПИЯ (КБЭТ)

Из второй части вы узнаете:

♦ Что понимают под биоэнерготерапией?
♦ Кому показана и кому противопоказана биоэнерготерапия?
♦ Что понимают под контактной биоэнерготерапией?
♦ Можно ли провести операцию без скальпеля?
♦ Как помочь больным, страдающим сахарным диабетом?

На мое имя часто приходят письма читателей журналов и газет, в которых они задают вопросы самого разного уровня сложности. К сожалению, из-за ограниченного объема страниц, выделенных мне редакцией, я не всегда мог дать полный и исчерпывающий ответ. Теперь мне такая возможность предоставлена. И я готов поделиться с вами всем тем, что знаю из своей лечебной практики.

Меня часто спрашивают: почему люди болеют? Без сомнения можно сразу назвать факторы внешней среды: загрязнение воздуха и воды, высокая концентрация вредных для организма веществ в продуктах питания, наличие вирусов и бактерий и т.д. Однако мой более 20-летний опыт лечения больных подсказывает, что люди болеют чаще всего из-за элементарного непонимания ценности своего здоровья. Я не говорю об объективных моментах: врожденных патологиях, наследственности. Но их не более десяти процентов. Все остальные болезни, особенно в молодом возрасте, это те, которых могло бы не быть. Просто нас не учат тому, как использовать силы природы во благо своего организма, как доверять зову природы, прислушиваясь к своей интуиции, что понимать под активным образом жизни, как надо правильно питаться и, наконец, как правильно следить за собой.

Болезни человека – это отражение его внутреннего состояния в силу того, что все происходящее внутри нас, так или иначе, находит свое отражение во внешнем мире. Тем более, наше тело – это оболочка сознания, которая очень чувствительна ко всем происходящим переменам.

Неправильно делают наши уважаемые врачи, рассматривая человека по отдельно взятым органам. Человек – это целостная система взаимосвязанных органов и нарушение работы одного из них тут же отражается на работе других, связанных с ним органов и тканей. Поэтому лечение должно быть направлено не на симптомы заболевания, а на причину его возникновения через мобилизацию собственных ресурсов организма и запуск систем саморегуляции.

В этом разделе я хочу рассказать о восстановительных

методах, совмещающих в себе современную диагностику (ультразвук, рентген), глубокие знания анатомии и физиологии человека и проверенные столетиями методики, основанные на влиянии излучения энергии рук.

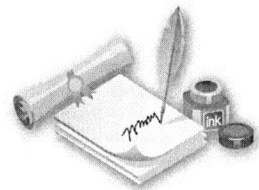

Письмо в редакцию газеты «Новый свет». Чикаго. 20/06/2009

Дорогая редакция газеты! Я обращаюсь к вам с просьбой разъяснить некоторые медицинские термины и названия, которые все чаще встречаются в нашей печати. Вот недавно прочитал такое название – «Биоэнерготерапия... Лечение без применения лекарств...». Мне интересно знать, что это такое, на чем основано лечение без лекарств и какова его эффективность? Слышал, что этим занимаются такие целители, как Джуна, Кашпировский. Может и в нашей местности имеются подобного рода специалисты. Спасибо. Михаил К. Виллинг.

Редакция обратилась за ответом к Сергею Смусь.

С. Смусь. Дорогой Михаил, спасибо за вопрос, а редакции спасибо за предоставленную возможность ответить читателям. Заранее прошу медицинских работников извинить меня за вольное отступление от некоторых медицинских терминов, которые очень часто непонятны читателю. Мне хотелось бы последовательно, аргументировано и доходчиво, изложить самую суть поставленного вопроса.

Лечение болезней и патологий с помощью биологической энергии, так как именно биологическая энергия сохраняет жизнеспособность организма, называют **биоэнерготерапией**. Приставка Био- (греч. Bios – жизнь) – составная часть сложных слов, означающая «относящийся к жизни, к жизненным процессам».

Проще – это применение повышенного биополя специалиста за счет энергии рук для восстановления организма больного. Много веков назад, одаренные Богом или Природой целители применяли лечение, основанное на влиянии излучения энергии рук – это и пассы (прием гипнотизирования: медленные движения рук доктора вдоль лица и тела гипнотизируемого или легкое прикосновение руками к их поверхности), и бесконтактный массаж с различными вариантами воздействия. Также они применяли бесконтактный метод диагностики.

Но на современном этапе подобного рода специалисты должны в совершенстве знать такие медицинские науки, как анатомия человека, физиология, рентгенология. Без знаний в этих областях, серьезного процесса восстановления добиться практически невозможно. Иначе такой целитель превращается в болтуна и шарлатана, что, естественно, подрывает авторитет настоящих мастеров.

Ни для кого не секрет, что наши руки излучают и передают энергию. Концентрация и сила такой энергии в пальцах фиксируется на рентгеновских снимках в виде интенсивного свечения. Это проверенный научный факт. А вот как мы эту полезную энергию используем, остается вопросом. Считая себя умнее природы и разработав огромное количество различных электроприборов в виде стимуляторов, массажеров, поясов, кроватей и пр., мы перестали обращаться к более естественной и полезной биологической энергии.

Что же происходит при применении большинства таких приборов, основанных на волновой энергии? Поток энергии магнитных колебаний направляется на пораженный болевой участок, и боль притупляется или уходит. Но это временное избавление от боли. Как правило, через какое-то время боль возвращается, но уже с большей силой и с новыми осложнениями. Поэтому эффективность лечения электроприборами очень низкая. Пациент лечиться с постоянным и неминуемым ухудшением. К сожалению – это горькая правда.

Очень часто оправданием такого лечения является ссылка на возраст пациента. Лично я с этим не согласен! Из своей лечебной практики могу привести пример успешного лечения пациента в 92 летнем возрасте. Правильно подобранная и тщательно выполненная методика приводит к избавлению даже от очень застарелых проблем. Поэтому еще раз обращаю ваше внимание: биоэнерготерапия в корне отличается от физиотерапии тем, что в ней совершенно не применяются какие-либо электроприборы. Терапия проводиться только за счет энергетики рук.

Теперь мне хотелось бы коснуться следующего вопроса – кому показана и кому противопоказана Биоэнерготерапия? Ее можно проводить при лечении опорно-двигательного аппарата и при проблемах, связанных с позвоночником, практически всем тем, кто: не хочет или уже не может применять химические препараты; не желает оперативного вмешательства; и наоборот, желает за счет профилактики остановить процесс надвигающихся проблем. Сегодня при нашей жизни и нашем ритме работы такую профилактику необходимо делать уже в 30-летнем возрасте. Также тем, кому было отказано в помощи из-за возраста. И, конечно, тем, кому дорого свое здоровье и здоровье своих близких.

Кому подобная терапия противопоказана? В редких исключениях онкологическим больным и больным с поражениями мозга.

Существуют такие понятия как *бесконтактная* и *контактная* биоэнерготерапии. Бесконтактная биоэнерготерапия – это работа с использованием повышенной энергетики рук специалиста и связана она, прежде всего, с диагностикой, снятием головных болей, понижением болевой чувствительности и т.д. Как правило, такая терапия проводиться с целью профилактики или временного облегчения.

В своей восстановительной методике, я применяю **контактную биоэнерготерапию**, т.е. провожу работу по восстановлению пораженных участков околопозвоночных мышц и конечностей за счет глубокой стимуляции нервных узлов (точек). Я занимаюсь восстановлением позвоночника при довольно тяжелых его заболеваниях, таких как: грыжа межпозвоночного диска, смещение позвонков, ущемление и травма нервных узлов и тяжей, а также при проблемах конечностей (рук и ног), которые в свою очередь тесно связанны с восстановлением позвоночника.

Подобные заболевания поддаются только контактной терапии. При этом, конечно же, активно используется биополе специалиста. Для подобной работы мало иметь медицинское образование, необходимо иметь природные данные и специфическую подготовку – повышенную энергетику и большую чувствительность в руках.

Посредством контактной биоэнерготерапии можно помочь пациентам, не учитывая их возраста и без побочных эффектов.

Однако контактная биоэнерготерапия – это не чудодейственная методика быстрого исцеления. Это долговременная, кропотливая, совместная работа специалиста и пациента. Но потраченное время не пройдет зря. Оно вернет Вам самое дорогое – Ваше Здоровье!

 *Письмо в редакцию газеты «Новый свет». Чикаго. 05/04/2006*

С большим интересом прочитал в «НС» (газета «Новый Свет») серию статей о биоэнерготерапии, в связи с этим у меня вопрос: возможно ли применение этой методики в моем конкретном случае? Неожиданно у меня появились боли в позвоночнике и правой ноге. Виной этому, то ли сосуды, то ли нарушена иннервация. Диагноз так и остался под вопросом. Спасибо. Иосиф Ш., проживающий в Buffalo Grove.

С. Смусь. Биоэнерготерапия – это принципиально новый, уникальный подход к лечению многих заболеваний. Специально разработанными приемами можно не только привести в действие запасные мощные резервы организма и тем самым снять обострение, но и излечить болезнь, полностью «стерев» память о ней.

Человеческое тело сохраняет свою жизнеспособность

благодаря биологической энергии, полученной с продуктами питания, из воздуха, из окружающих нас излучений, из космоса. Без достаточного количества энергии жизнь невозможна. Энергетическое и физическое строение человеческого организма тесно взаимосвязано между собой. Патологические изменения внутренних органов, тканей или функциональных систем неизбежно влекут за собой изменения биоэнергетики тела. С другой стороны, неполадки в энергетической системе, в результате внешнего энергетического воздействия, вызывают физические заболевания.

Конечно, невозможно поставить диагноз, не видя пациента и не имея ясной картины заболевания. Однако у меня были случаи, похожие на тот, что описал читатель. Приведу пример из моей лечебной практики. Прошлой осенью ко мне обратился Александр, высокий, крепкого телосложения 79-летний мужчина. Болезнь превратила его в жалкого старца, который передвигался, почти не ступая на правую ногу. Жаловался он на непереносимые боли в ноге, которые не прекращались даже после принятия обезболивающих сильнодействующих медицинских средств. При осмотре меня встревожил тот факт, что правая нога ниже колена была сильно опухшей и синего цвета. Любое прикосновение приносило Александру страшную боль. Месяц лечения у ортопеда практически не дал никаких результатов. Во время беседы с ним выяснилось, что Александр вел достаточно активный образ жизни: семья, дети, работа, связанная с перевозкой мебели, подработка в такси. По его словам проблем с позвоночником он не испытывал. Просто иногда, после рабочей смены немного побаливала спина. Но стоило занять горизонтальное положение и отдохнуть, он снова был в форме. Боли в ноге пришли гораздо позже, внезапно, очень резкие и сильные. Александр был готов даже на операцию, хотя никаких гарантий ему не давали.

После консультации я направил Александра на рентген поясничного отдела позвоночника. Также были проведены тестирование сосудов и иннервация ноги. В результате оказалось: сосуды в порядке, иннервация ноги – слабая и прерывающаяся. Главной проблемой оказалось смещение 2-х позвонков и наличие дисковой грыжи. Именно это травмировало нерв и вызывало неконтролируемые боли.

Мы срочно приступили к реабилитации. От Александра требовалось запастись терпением и верой. Процесс оказался достаточно длительным, но в итоге он сумел отказаться от обезболивающих средств. А после первого курса лечения, он сел за руль и полностью вернулся к активному образу жизни. Противопоказанием осталось только поднятие тяжестей.

Восстановительный процесс заключался в использовании разработанных нами методик, основанных на биоэнерготерапии. Поэтому этот случай еще раз доказывает неограниченные возможности биоэнерготерапии и ее практические результаты.

В моей многолетней практике такие случаи не одиночны, их множество. Реабилитация, которую предлагают в нашем медицинском центре, не только действенна, ее преимущество в том, что не применяются лекарственные препараты и какие-либо электромагнитные приборы. Это совершенно исключает возникновение побочных эффектов. Спасибо.

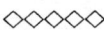

Я продолжу ответ на вопрос читателя. И в начале мне хотелось бы подчеркнуть, что я – практикующий специалист в своей области. Мои теоретические воззрения изложены в большом количестве исследовательских работ, подтвержденных документально.

Моя практическая работа и исследования направлены, прежде всего, на поиск методов восстановления различных заболеваний опорно-двигательной системы, позвоночника, конечностей без применения химических препаратов.

Не является секретом, что большинство лекарств, назначенных врачами, содержат химические вещества, которые оказывают побочные нежелательные действия, вызывая реакцию организма в виде различных аллергических проявлений, что в свою очередь может привести к тяжелым необратимым последствиям. Ведь статистические данные говорят о том, что около 200 тыс. человек гибнет в США ежегодно от врачебных ошибок, в том числе и от неправильного назначения лекарственных препаратов. Поэтому мы все больше и больше сталкиваемся с боязнью больных обращаться к врачам. Как ни странно это звучит, но больные стали бояться докторов. Нонсенс? К сожалению – это жизнь. Первейший принцип лечения – «Не навреди!», увы, становится редко выполнимым.

В результате узкой специализации врачей создается впечатление, что никто не обязан лечить человека в целом. Получается, что каждый узкий специалист, стараясь лечить известную только ему проблему пациента, не дает гарантии не нанести вред другому органу. К тому же, если учесть, что медицина все больше становится прибыльным бизнесом, время на прием пациента сильно сокращается, буквально до нескольких минут. Пациенту кажется, что врач даже не пытается внимательно выслушать его и подобрать индивидуальное лечение. Как тогда можно оценить эффективность самого лечения?

Безучастное лечение и таблетки, которые «не только лечат, но и калечат», вызывают массовое недовольство пациентов. Поэтому люди все чаще и чаще обращаются за помощью к силам природы, используя естественные способы лечения, т.е. к альтернативной медицине.

 **_Письмо в редакцию газеты «Новый свет». Чикаго. 03/05/2008_**

Дорогая редакция! Читая вашу газету, я обратила внимание, что на вопросы читателей часто отвечает Сергей Смусь, согласно рекламе, он специалист по оригинальному методу восстановления. Как и большинство людей среднего возраста, я имею различные проблемы, слава Богу, пока терпи-

мые. *Меня лечили многими методами и мне интересно, чем же отличается его методика от других. Ведь он говорит о лечении серьезных заболеваний. Как можно отказаться от приборов, созданных человеческим разумом, электрических стимуляторов и т.п., ведь они снимают боли? (Зинаида К., Skokie)*

С. Смусь. Спасибо за ваш вопрос. Я не теоретик, я – практик, который в течение 20 лет искал пути восстановления нашего организма и на базе терапевтического массажа разработал систему, позволяющую восстанавливать и возвращать работоспособность пораженных участков. Моя система основана на элементах восточного массажа, то есть в стимуляции нервных узлов и усилении кровообращения пораженного участка. Расхожее понятие, что нервные клетки не восстанавливаются, практически не верно. При правильном подходе их можно и нужно восстанавливать. Большинство проблем с позвоночником и конечностями тесно связано с поражением нервных волокон и узлов солями кальция и шлаками. Отложение солей в меньшей мере связано с нашим питанием и больше с малоподвижностью или нервными и физическими перегрузками. Поэтому все больше молодых людей имеют проблемы с позвоночником.

Позвольте вкратце рассказать о некоторых методах лечения проблем опорно-двигательной системы, их положительные и отрицательные стороны. Насколько верны мои высказывания, вы можете убедиться сами, если в течение долгого времени вы лечитесь, но безрезультатно. Эффективное лечение помогает справиться с болезнью, а не временно облегчает и снимает боли – замечаете разницу?

Начнем с медикаментозного метода, т. е. применения обезболивающих препаратов. Положительный эффект – снимается обострение, понижается уровень боли. Отрицательный – отравление организма химическими препаратами, страдают другие органы. Причем сама проблема не исчезает, а переходит в хроническое состояние с дальнейшим ухудшением состояния пациента.

Иглотерапия стимулирует нервные узлы, восстанавливает иннервацию, повышает иммунитет, но эффективна лишь на начальной стадии, не позволяет разрушить и вывести соли и шлаки с пораженных заболеванием (дисковая грыжа, остеохондроз) участков.

Электро- и магнитотерапия заглушают чувство боли, снимают напряжение, но не применимы к больным с повышенной чувствительностью. Теоретически они способствуют восстановлению пораженного участка, но на практике обостряют заболевание нервных узлов. Не применимы к больным с рядом заболеваний, таких как сахарный диабет и др. Разрушают биополе больного и его иммунитет, не позволяют производить растяжение и манипуляции.

Хиропрактика облегчает общее состояние, часто убирает причины возникновения болей и позволяет временно от них избавиться. Но отрицательный эффект – переводит возникшие проблемы в хроническое состояние и делает промежутки между обострениями еще более короткими. Из-за недостаточной проработки приводит к возникновению грыжи.

Контактная биоэнерготерапия понижает уровень боли, улучшает кровообращение в пораженном участке. Очищает позвоночник от солей и шлаков, восстанавливает чувствительность и работоспособность нервных узлов и волокон. Эффективно применяется при остеохондрозе, дисковой грыже и сколиозе. Не вызывает обострений и побочных явлений. Повышается иммунитет. К этому виду лечения могут прибегнуть все возрасты без ограничения, и эффект от него длительный и устойчивый. Однако относительно медленнее идет восстановление, сеансы необходимо проводить 2-3 раза в неделю для достижения желаемого результата. Этот метод не совместим с применением химических препаратов.

Таким образом, Зинаида, Вы можете сами оценить все преимущества и недостатки различных методов лечения. Выбор за вами!

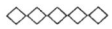

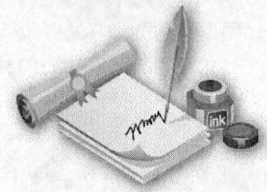

Письмо в редакцию газеты «Новый свет». Чикаго. 12/05/2006

Дорогая редакция! В прошлом месяце вы публиковали статью о биоэнерготерапии, а также о методах лечения, которые применяет в Illinois Healthcare Center специалист по альтернативной медицине Сергей Смусь. Я хотел бы услышать его мнение по своей проблеме. Много лет меня беспокоят боли под лопаткой, отдает в левое плечо и по руке. Неоднократно проходил курс лечения в медицинском учреждении. А сейчас все чаще стали возникать боли в области сердца. После многочисленных тестов и проверки сосудов, точный диагноз не был поставлен. Неловко как-то перед людьми – выходит, притворяюсь. А боли переносить становится трудно. Должна же быть причина? Хотелось бы услышать мнение Сергея Смусь. Спасибо. С уважением, Семен Д. Скоки.

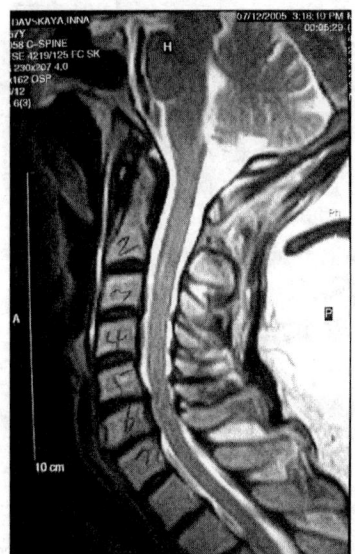

Рентгеновский снимок шейно-грудного отдела позвоночника описываемого пациента

С. Смусь. Я всегда считаю, что если есть проблема, значит есть причина для ее появления. Расскажу случай из моей лечебной практики. В прошлом году ко мне обратился Виктор С. по причине болей в плече и руке. У него были аритмия сердца, чувство тяжести в груди, затрудненное дыхание. Обратился он ко мне по рекомендации друзей. Цель его визита – получить квалифицированную консультацию специалиста по альтернативной медицине.

Осмотрев Виктора и изучив рентгеновские снимки, мы провели специальные исследования и пришли к выводу: основная причина его заболевания – сужение межпозвоночного пространства и ущемление нерва сердечной мышцы в грудном отделе позвоночника.

Раннее его пытались избавить от болей в плече и руке, но прием лекарств особого эффекта не давал. Я определил, что его грудной отдел позвоночника был просто забит шлаками, сами позвонки сплющены. У пациента наблюдалась большая патология позвоночника.

Я могу предположить, Семен, что у Вас, судя по описанию, ущемление нерва сердечной мышцы. Следовательно, с Вашей проблемой можно и нужно бороться. Для уточнения симптомов, постановки более точного диагноза и правильного лечения приглашаю Вас в наш медицинский центр. Лечение не имеет побочных эффектов и ограничений для применения в разных возрастных группах. Обещать что-либо предварительно не могу, но уверен, что положительный результат будет!

Операция без скальпеля. Быть или не быть?

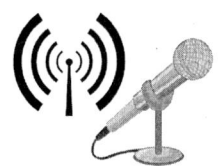

Интервью на радиостанции «Новая жизнь». Чикаго. 06/09/2009

Корреспондент. Сегодня я провожу интервью с известным у нас в городе Чикаго и его пригородах Биотерапевтом – Сергеем Смусь. Я думаю представлять его нет смысла, потому что его публикации в прессе и выступления на радио известны многим. Сегодня у меня к нему очень интересный вопрос. Здравствуйте, доктор! В Ваших выступлениях я не раз отмечал, что Вы берете пациентов с очень сложными проблемами и успешно с ними справляетесь. Я слышал, что Вы какое-то время жили в Израиле?

С.Смусь. Здравствуйте всем. Да, мы проживали в Израиле 5 лет, из них 3 года я имел частную практику в своей клинике.

Корреспондент. Спасибо за уточнение. Где-то в первой половине 90-х годов мои друзья, именно из Израиля, рассказывали мне, что у них работает специалист, который делает операции без скальпеля. Слышали ли вы что-нибудь об этом или это все просто красивая байка?

С.Смусь. Честно сказать, вы меня очень удивили, я не ожидал такого вопроса... Ну хорошо... В нашем мире, видимо, все наши дела как плохие, так и хорошие, через какой-то промежуток времени всплывают на поверхность. Я расскажу Вам коротенькую историю, а Вы сделаете вывод.

Это было в 1992 году, как бы в начале моей лечебно-восстановительной практики. Ко мне обратился больной с дисковой грыжей позвоночника. Он принес с собой рентгеновские снимки, описания к ним и направление на операцию. Ее собирались делать через три недели. Внимательно изучив документы, я пришел к выводу, что пациенту можно помочь обойтись без операции. Конечно же, пациент отнесся к этому очень скептически. Ведь не единожды собранный консилиум ведущих врачей сделал заключение о том, что в данном случае, может помочь только хирургическое вмешательство и ничего другого.

Я не стану описывать наших дебатов, это долго и не интересно, но мы все же пришли к решению. В эти три недели, которые ему дали, поскольку на сложные операции была очередь, он разрешает мне с ним работать. Ну, а если ничего не получится у меня, тогда он идет на назначенную ему операцию. Не буду углубляться в описание процесса лечения, но результат оказался следующим. Через три недели мой пациент не только не пошел под нож, но и вышел на работу. Это, конечно же, крайне удивило хирургов, но факт был, как говориться, на лицо. Этот человек был жив, здоров и операции не требовалось. Именно он тогда в первый раз сказал о том, что я сделал операцию без скальпеля. Для меня было не совсем комфортно слышать, когда он произнес речь, которую я помню до сих пор: «Я имел направление на операцию, которое дала мне медицинская комиссия, заседавшая не один раз, правильно? Правильно. Потом ты что-то делал, выполнял какую-то работу и теперь, по заключению тех же врачей, я практически здоров! Выходит так, что операция все же была, но сделал ее ты! И сделал ее без скальпеля!». И Вы знаете, в общем-то, он меня убедил. Поэтому одна из первых публикаций в Израиле касалась именно этой проблемы. Кстати, за 3 года лечебной практики в Израиле, подобные случаи встречались более 14 раз.

Корреспондент. Признаюсь честно, теперь, не меньше вашего, удивлен я! Услышать, как я предполагал какую-то байку, витавшую уже более 10 лет и встретить человека не просто слышавшего про это, а самого героя этой были... просто фантастика!

С.Смусь. Я думаю не следует из всего этого делать чуда и считать это чем-то фантастическим. То, что я делаю – это тяжелая и трудная работа, но она, Слава Богу, приносит хорошие результаты.

Корреспондент. Скажите... Меня просто подмывает... По вашей методике можно от любой операции избавиться?

С.Смусь. Ну, что Вы, конечно же, нет! Хирургия нужна и глубокий поклон ей за сложнейшую работу! Но прибегать к ней нужно только тогда, когда исчерпаны все терапевтические мероприятия или когда нет выбора. Под выбором я понимаю вопрос жизни и смерти.

Что касается моей области деятельности, то оказывается, в лечебной практике есть такие методики, которые помогают больному избежать оперативного вмешательства. И это прекрасно! Человек имеет выбор и решает сам. Однако чтобы взяться за такую сложную проблему, как грыжа позвоночника, я должен считаться с очень многими факторами показаний и противопоказаний. Я должен изучить историю болезни пациента, ознакомиться с результатами его анализов, возможно, провести дополнительное обследование, оценить его состояние и т.д. И, конечно, я имел такие случаи, когда сам советовал немедленно делать операцию. Но честно сказать, таких пациентов было не много.

Корреспондент. Скажите, а по вашей методике можно избавиться от любой боли в спине?

С.Смусь. Если Вы имеете в виду отделы позвоночника, то во всех: шейном, грудном, поясничном, крестцовом, копчиковом. Плюс к этому, можно избавиться от болей в руках и ногах. Восстановлению поддается практически вся опорно-двигательная система.

Корреспондент. Скажите, в Америке у Вас были случаи, когда больные избегали операции?

С.Смусь. Не только были, но и есть. Примерно, одна треть моих пациентов – это либо «кандидаты» на операцию, либо уже ее перенесли и направляются повторно. К сожалению, такие случаи далеко не редкость. В общих чертах, таких пациентов наберется несколько десятков.

Корреспондент. К сожалению, наше интервью заканчивается, и мне хотелось бы пожелать Вам успехов в вашей трудной, но такой необходимой для нас работе. Еще я сделал такой вывод: операция без скальпеля – это не вымысел и не быль, а самая настоящая правда. А уж как вам лечиться, господа, выбирайте сами!

Проблемы сахарного диабета

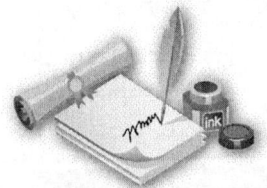

Письмо в редакцию газеты «Новый свет». Чикаго. 01/01/2004

Здравствуйте, доктор С. Смусь! Читая Ваши объявления, я обратила внимание на то, что вы работаете с диабетика-

ми. К тому же, моя знакомая, страдающая этим заболеванием, в прошлом году проходила у Вас курс лечения. Поэтому я хотела бы знать: способны ли Вы полностью вылечить такой недуг, как диабет, и в чем отличие традиционного лечения от того, которое предлагаете вы? Огромное количество медиков занимается этой проблемой, но эффективность незначительна. Что конкретно Вы делаете? (Ирина Т. Wheeling)

С. Смусь. Дорогая Ирина, если бы я знал как, и мог полностью вылечить диабет, то, как минимум, получил бы Нобелевскую премию. К сожалению, это очень сложное заболевание, связанное не только с пониженным иммунитетом, но и с несбалансированностью всего организма. При этом некоторые внутренние органы работают или недостаточно, или отказываются выполнять свои функции. Как правило, медикаментозное лечение направлено на восстановление одного из органов, но при этом нарушается работа других, поэтому эффективность такого лечения невысока. Вы, наверное, в курсе: какое количество препаратов принимает больной диабетом, чтобы хоть как-то стабилизировать свое состояние? На данном этапе целью лечения является замедление процессов развития болезни от II группы к патологической I.

Давайте коснемся статистики. Ежегодно более 200 000 американцев умирает от осложнений, связанных с диабетом; 82 000 – лишаются одной или двух конечностей; 38 000 – имеют почечную недостаточность, связанную с приемом большого количества химических препаратов; у 24 000 – наступает слепота; так же присутствуют болезни сердца и сосудов, инсульты, рак, импотенция. Значит, медики делают что-то не так, если они не в состоянии помочь такому большому количеству людей. Значит нужно искать и другие пути, которые помогут Вам эффективнее, чем химические препараты.

То, чем занимаюсь я, как раз и является другим путем. На первом этапе я добиваюсь понижения показателя сахара в крови, снимаю различные боли в позвоночнике и конечностях, затем стабилизирую достигнутые результаты. Фактически то же самое, что и классическая медицина, с той лишь разницей, что это достигается не за счет химических препаратов, а за счет стимуляции определенных участков позвоночника и пораженных конечностей. Некоторые элементы подобного подхода, я слышал, используют в China Town на Юге Чикаго.

Я занимаюсь с группой больных диабетом с 2003 года и имею хорошие, положительные результаты. Видимо, Ваша знакомая одна из них. Хотелось бы отметить, что лечение проводится как лечебный эксперимент с обязательным контролем над состоянием больного как во время лечения, так и во время периода отдыха. Практический и постоянный контроль. Эффективность восстановления подтверждается результатами: в течение 1 часа после сеанса уровень сахара в крови понижается на 40-60 единиц. И это не вымысел, это четко зарегистрированные результаты. Желающие ознакомиться с ними и с практической работой могут это сделать. Естественно, мы сохраняем конфиденциальность больного.

Результатами эффективной работы можно считать и снижение приема инсулина и некоторых других химических препаратов. Что не менее важно, курс лечения не превышает 12-15 сеансов и может выполняться как физиотерапия. Хотелось бы отметить отсутствие каких-либо побочных эффектов. Происходит восстановление вашего организма в комплексе.

Вернуть работоспособность вашим органам, научить ваш организм самостоятельно воспроизводить инсулин и повысить иммунитет – моя задача. Пока я занимаюсь с диабетиками группы II. Некоторые эндокринологи заинтересовались моими разработками и отметили их эффективность. Я думаю, в дальнейшем у меня с ними будут более тесные контакты, ведь мы делаем одно общее дело – лечим больных. Не ждите какого-то чуда – это кропотливая, напряженная работа, но полученные результаты, а главное, ваше здоровье, этого стоят.

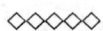

ЧАСТЬ 3

ОБЩИЕ СВЕДЕНИЯ О ПОЗВОНОЧНИКЕ

Из третьей части вы узнаете:

♦ Что такое кифозы и лордозы?
♦ Что собой представляют позвонки?
♦ Что собой представляет межпозвоночный диск?
♦ Каковы общие понятия восстановления позвоночника?

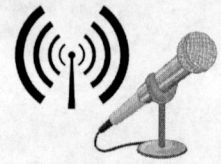

Выступление на радио. Чикаго. Июнь, 2009

Добрый день, уважаемые радиослушатели! Нашей темой беседы будет многострадальный позвоночник. Почему именно эта тема? Да потому что, работая с проблемами позвоночника, сталкиваешься с тем, что пациенты совершенно не правильно представляют, что такое позвоночник, от чего появляются в нем проблемы, как от этих проблем себя уберечь и как сохранить позвоночник здоровым.

Сейчас нам придется разобраться со сложной, на первый взгляд, научной терминологией. Но не стоит пугаться научных терминов, потому что их можно сделать совершенно ясными, используя множество простых примеров. И, когда вы в следующий раз услышите эти термины от специалистов или прочтете в специальной медицинской литературе, то они не смогут вас напугать или ввести в замешательство, эти термины будут вам знакомы. Потому что, не понимая как устроен наш позвоночник, мы не сможем определить, что с ним происходит в различных жизненных ситуациях, особенно, когда в нем возникают какие-то проблемы.

Начнем с предыстории. На латыни, языке анатомов и медиков, название позвоночника звучит куда красивее и загадочнее: columna vertebralis, что означает «позвоночный столб». Позвоночный столб (или позвоночник) – это осевой скелет позвоночных животных и человека. Принципиально позвоночный столб у позвоночных животных создан почти одинаково: наличие позвонков, скелетных мышц, расположение дисков между позвонками. Особенности строения позвоночника млекопитающих обусловлены двигательными функциями конечностей, а также системой равновесия тела.

Возникает вопрос: почему проблем с позвоночником у животных нет, а у человека хоть отбавляй? Ответ очень простой. Все зависит от того, в каком положении используется позвоночник. Если животные «носят» позвоночник горизонтально, то человек использует его вертикальное положение. При таком положении голова и тело давит на позвоночный столб, что обуславливает постепенное расширение позвонков книзу.

Позвоночный столб способен к движению в трех плоскостях: фронтальной, сагиттальной и вертикальной... Что это значит?

Итак, немного нагнитесь вперед... Теперь слегка прогнитесь назад... Очень хорошо! Ваш позвоночный столб совершил движения в сагиттальной плоскости.

Теперь склонитесь влево... Вправо... Позвоночный столб произвел движения в плоскости фронтальной.

Поверните голову влево, затем вправо. Шейный отдел позвоночника совершил движения по вертикальной оси!

Кифозы и лордозы – великое приспособление человеческого организма

Сохранять равновесие и изменять баланс тела человека при прямохождении помогают изгибы позвоночника, являющиеся спецификой именно человеческого строения. У взрослого человека позвоночник имеет четыре изгиба в сагиттальной плоскости. Изгибы выпуклостью вперед называются лордозами, изгибы назад – кифозами. Благодаря изгибам мы приобретаем правильную осанку: туловище и голова держатся вертикально, грудная клетка при ровной линии живота выступает вперед, нижние конечности, то есть ноги, стоят прямо и прочно. Поэтому можно сказать: боль в спине – это наказание за пренебрежительное отношение человека к привилегии стоять и ходить на двух ногах.

Однако кифоз и лордоз – это все же великое приспособление человеческого организма, благодаря которому наш позвоночник достаточно пластичный (человек способен легко менять положение тела – сидеть, стоять, наклоняться и т. д.) и способен выдержать гигантскую осевую нагрузку – в 20 раз большую, чем бетонный столб такой же толщины, распределяя ее относительно равномерно на все свои отделы.

Размеры и выраженность физиологических изгибов различны, они зависят от особенностей каждого человека. Другое дело, когда в результате постоянного неправильного положения тела изгибы позвоночника видоизменяются, например, спина приобретает сутуловатую форму; плечи опускаются; грудная клетка становится несколько плосковатой... Это выраженный кифоз грудного отдела позвоночника. Такое положение тела часто бывает у людей пожилого возраста. Но когда мы видим сутулого молодого человека – это уже проявление болезни.

Позвоночный столб состоит из 32 - 33 отдельных позвонков (7 шейных, 12 грудных, 5 поясничных, 5 крестцовых, соединенных в крестец, и 3 - 4 копчиковых), соединенных между собой 23 межпозвоночными дисками, суставами и связками.

Что собой представляют позвонки?

Позвонки – это кости, которые формируют позвоночный столб. Передняя часть позвонка имеет цилиндрическую форму и носит название тела позвонка. Тело позвонка несет основную опорную нагрузку, так как наш вес в основном распределяется на переднюю часть позвоночника. Сзади от тела позвонка в виде полукольца располагается дужка позвонка с несколькими отростками. Тело и дужка позвонка формируют позвонковое отверстие. В позвоночном столбе позвонковые отверстия расположены друг над другом, формируя позвоночный канал. В позвоночном канале расположен спинной мозг, кровеносные сосуды, нервные корешки, жировая клетчатка.

Позвоночный канал образован не только телами и дужками позвонков, но и связками. Наиболее важными связками являются задняя продольная и желтая связки. Задняя продольная связка в виде тяжа соединяет все тела позвонков сзади, а желтая связка соединяет соседние дуги позвонков. Она имеет желтый пигмент, от чего и получила свое название. При разрушении межпозвонковых дисков и суставов связки стремятся компенсировать повышенную патологическую подвижность позвонков (нестабильность), в результате чего происходит гипертрофия связок. Этот процесс ведет к уменьшению просвета позвоночного канала, в этом случае даже маленькие грыжи или костные наросты (остеофиты) могут сдавливать спинной мозг и корешки.

Что собой представляет межпозвоночный диск?

Это мягкий мешочек с жидкостью и ядром внутри, расположенный между двумя соседними позвонками. Если говорить еще более образно, его можно представить как шарик, наполненный водой. То, что межпозвоночный диск не несет опорной функции, говорит его структура и убедиться в этом вы можете сами. При разделке птицы или рыбы попробуйте отделить их позвонки друг от друга. Когда вы это сделаете, то заметите, что вытекла какая-то жидкость. Это значит, что вы разрезали диск.

Итак, межпозвоночный диск имеет сложное строение. В центре находится пульпозное ядро. Вокруг ядра располагается многослойное фиброзное кольцо, которое удерживает ядро в центре. У взрослого человека межпозвонковый диск не имеет сосудов, и хрящ его питается путем диффузии питательных веществ и кислорода из сосудов тел соседних позвонков.

Когда межпозвоночный диск не подвергается механическому воздействию, т.е. сдавливанию, он проблем не создает. Но стоит этот «шарик с водой» сдавить в какую-либо сторону, может вылезти пузырь. Вот этот пузырь и образует грыжу межпозвоночного диска. Естественно, в горизонтальном положении диск не страдает и поэтому животные дисковой грыжей не болеют.

На самом деле возникает вопрос, как же этот мягкий мешочек могли назвать диском? Кто назвал и почему его так назвали, история умалчивает. Но вернемся к общему строению позвоночника.

Позвоночный столб укреплен многочисленными связками и скелетными околопозвоночными мышцами. Мышцы позвоночника, или глубокие мышцы спины, играют главную роль в поддержании тела в вертикальном положении и именуются разгибателями. Мышцы брюшного пресса, иначе мышцы живота – сгибатели позвоночника. Когда они работают дружно и гармонично, вы не испытываете никакого дискомфорта.

Боль в спине часто бывает обусловлена повреждением (растяжением) околопозвоночных мышц при тяжелой физической работе, а также рефлекторным мышечным спазмом при повреждении или заболевании позвоночника. При мышечном спазме происходит сокращение мышцы, при этом она не может расслабиться. При повреждении многих позвоночных структур (дисков, связок, суставных капсул) происходит непроизвольное сокращение околопозвоночных мышц, направленное на стабилизацию поврежденного участка. При спазме мышц в них накапливается молочная кислота, представляющая собой продукт окисления глюкозы в условиях недостатка кислорода. Высокая концентрация молочной кислоты в мышцах обусловливает возникновение болевых ощущений. Молочная кислота накапливается в мышцах из-за того, что спазмированные мышечные волокна передавливают кровеносные сосуды. При расслаблении мышцы просвет сосудов восстанавливается, происходит вымывание кровью молочной кислоты из мышц и боль проходит.

Животным, для удержания позвоночника в горизонтальном положении, достаточно иметь крепкие спинные мышцы. Скелетные мышцы, которые удерживают позвонки в определенном месте, у животных развиты слабо, в них нет необходимости. Что касается вертикального положения позвоночника, то человеку необходимо иметь и укреплять мышечный корсет, который состоит из группы мышц спины, живота, ягодиц, передней поверхности бедра, удерживающих позвоночник в правильном положении.

Если эти мышцы у нас развиты слабо, вся нагрузка тяжести верхней части тела идет на позвоночник и на внутренние скелетные мышцы. Многолетняя их перегрузка приводит к отложению кальция на них и общему ослаблению. Как следствие позвонки начинают смещаться по оси вниз. Расстояние между позвонками сокращается, места для нахождения диска не остается, он сжимается, образуя выпячивание, т.е. грыжу межпозвоночного диска.

Насколько тяжелым заболеванием является межпозвоночная грыжа, я думаю, знают практически все. Если с такой проблемой не сталкивались сами, то наверно, не единожды, слышали о ней. Теперь возникает правомерный вопрос. А можно ли как-то эту грыжу убрать или вправить, как обещают некоторые целители? Рассмотрим варианты. Если говорить насчет того, чтобы вправить, то, конечно же, нельзя. Сможете ли вы засунуть шарик с водой в узкую щель меньшего размера, чем сам шарик? Попробуйте, если получится, можете идти в лекари. Но, я, как практик, очень сомневаюсь. Другой вариант – грыжу (этот шарик) вырезать, т.е. сделать операцию, освободив тем самым, ущемляемый грыжей нерв. Да, временно такой вариант может помочь. Почему временно? Да потому, что основную причину образования межпозвоночной грыжи не устранили. Ведь грыжа образовалась от ослабления скелетных мышц, которые должны держать эти позвонки. Следовательно, если в дальнейшем мы не займемся освобождением их от солей кальция и восстановлением эластичности, появится не одна, а несколько грыж в соседних отделах.

Вы спросите, можно ли избавиться от межпозвоночной грыжи, не прибегая к операции? Я отвечу: «Можно!», что мы успешно делаем не один год в нашем центре.

К сожалению, основная масса людей сегодня настолько привыкла к периодическим появлениям тяжести и боли в спине, что в большинстве случаев не обращают на них серьезного внимания. Одни сваливают все на усталость и чрезмерные нагрузки. Другие считают, что все пройдет само собой. Третьим достаточно принять обезболивающие препараты. А между тем – это может быть сигнал о развитии системного заболевания позвоночника и суставов.

Я хочу привести пример, может, конечно, немного абстрактный. Человек ломает руку. Это физическое нарушение, требующее физического воздействия. Допустим, человек рассудил так: «А, ничего страшного, все само собой пройдет!». Или: «Я попью обезболивающие препараты, и все будет в порядке!». Вы скажите, что такое поведение человека не разумно. Для начала необходимо сходить на прием к хирургу, поставить на место кости, наложить гипс для правильного срастания костей. И только потом, чтобы облегчить и ускорить процесс восстановления, начать прием лекарственных препаратов. Тогда объясните, почему при смещении позвонков, при сдавливании диска, при образовании позвоночной грыжи многие из нас пьют обезболивающие лекарства и ждут выздоровления? Ведь по сути – это тоже физическое изменение, на которое необходимо физически воздействовать, как в случае с переломом действовал хирург. Почему так часто используется неправильный подход к лечению? Существует широко распространенное мнение о том, что, принимая обезболивающие препараты, можно не только убрать боль, но и «помочь» организму справиться с проблемами самостоятельно. Однако люди, думающие подобным образом, заблуждаются. Неправильная информация о потенциальных причинах заболевания может привести к неправильному лечению, особенно, если это самолечение. Поэтому еще раз настоятельно рекомендую вам, дорогой читатель, за необходимой информацией обращайтесь только к специалистам! Не занимайтесь самодиагностикой и самолечением, чтобы избежать осложнений и не сделать хуже ни себе, ни своим близким!

Мне становится крайне обидно и жалко пациентов, которые попадают ко мне в ужасно запущенном состоянии, прошедшие все виды лечения, но не избавившиеся, а усугубившие свои проблемы.

Помните! При первых симптомах появления даже непродолжительных и слабых болей в позвоночнике нужно обращаться к специалисту! Провести профилактическое восстановление намного проще и быстрей, чем лечить запущенную форму заболевания.

Позвоночник является своеобразным центром нашего организма, его стержнем и опорой. Имея здоровый позвоночник, вы можете навсегда забыть о боли в спине, в суставах, а также избавиться от ряда болезней внутренних органов. Берегите позвоночник, заботьтесь о нем, и ваша жизнь будет прекрасна!

Общие понятия восстановления позвоночника

То, что позвоночник является основным стержнем, отвечающим за работу опорно-двигательной системы и за нормальное функционирование внутренних органов, не подлежит обсуждению. Это давно всем ясно. И любая проблема с ним сопровождается, как правило, сильнейшими болями.

Начнем со смещения позвонков по вертикали. На то бывают, обычно, две причины. Первая: травмы, ушибы, падения, неправильное поднятие тяжестей и т.д., т.е. резкая перегрузка мышц. Вторая: возрастные или хронические изменения, включающие нервные перегрузки, отложение солей, мышечную дистрофию, избыточный вес, недостаточную физическую активность, однообразную сидячую или стоячую работу, т.е. ухудшения, происходящие в течение 5-20 лет.

Рассмотрим более подробно вторую причину. Возрастные изменения состояния позвоночника можно обнаружить практически у всех людей. Чем дольше мы живем, тем больше мы напрягаем позвоночник. Однако это не повод, чтобы считать нормой боли в спине пожилого человека. Возрастные изменения можно контролировать, если знать отчего они происходят и как их, по возможности, избежать.

С годами шлаки и соли, откладываясь в нервных узлах отростков позвоночника, ослабляют скелетные мышцы, ранее державшие позвонки. Эти мышцы, не выполняя своей функции, позволяют сегментам (позвонкам) смещаться по оси, выжимая межпозвоночный диск и ущемляя, как правило, нерв. Ущемленный нерв в большинстве случаев дает боли в конечности - руки или ноги.

Неправильное или недостаточное лечение приводит к образованию межпозвоночной грыжи. Лечение с использованием обезболивающих препаратов или общего состояния покоя эффекта не дает.

Следующая стадия при дальнейшем усилении болей – это укол в позвоночник, блокада боли. Такое обезболивание облегчает страдания на короткий срок.

Следующий этап – направление на операцию, как единственно возможный вариант избавления от болей. К сожалению, послеоперационный период не дает гарантий, что соседние позвонки будут держаться и не принесут проблем в соседние сегменты. Чаще – это цепная реакция, ведущая к последующим операциям. Вам кажется, что я нарисовал мрачную картину? Но это так.

В чем же причина подобного процесса? Она кроется в борьбе с болью, а не с причиной ее возникновения.

Восстановите, укрепите скелетные мышцы и проблемы уйдут. К вам вернется подвижность, выдавленный диск займет свое прежнее место, а травмированный нерв перестанет болеть. В работе с позвоночником нам нужен не покой, а движение.

Движение – жизнь. Сбалансированное движение ведет к выздоровлению.

Курс лечения, который мы предлагаем, включает: очищение сегментов (позвонков) от шлаков и солей, восстановление и укрепление скелетных мышц, а также восстановление наружных мышц живота и спины. Последнее носит название мышечный корсет, несущий важную функцию по стабилизации позвоночника. Крепкие мышцы спины и живота исключительно важны для предотвращения болей в спине.

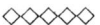

ЧАСТЬ 4

ОСТЕОХОНДРОЗ ПОЗВОНОЧНИКА

Из четвертой части вы узнаете:

♦   Что такое остеохондроз позвоночника?
♦   Какие существуют теории, объясняющие механизм развития остеохондроза и сопутствующей ему патологии?
♦   Почему происходит потеря кальция в организме?
♦   Можно ли помочь при парезе лицевого нерва?
♦   Как происходит процесс восстановления утраченных функций грудного отдела позвоночника?
♦   Как выбрать правильную постель для отдыха и ночного сна?
♦   Как правильно и естественно питаться?
♦   Для чего необходимо и как правильно выполнять растяжение грудного отдела позвоночника на валиках?
♦   Какие методы лечения предпочтительнее при пояснично-крестцовом радикулите?

Человеку, не имеющему медицинского образования, не нужно стремиться познать как можно больше медицинских деталей, все равно это будет поверхностное, а значит, бесполезное знание. Необходимо лишь хорошо ориентироваться в общих принципах и вопросах, касающихся здоровья. Поэтому постараемся разобраться с болезнями позвоночника, используя популярную форму объяснения.

Что такое остеохондроз позвоночника?

По поводу остеохондроза, пожалуй, больше всего заблуждений и предрассудков. Еще бы: в научном мире до сих пор нет единой теории о причинах его возникновения. По поводу того, когда начинает формироваться остеохондроз, тоже не существует единого мнения. Есть даже гипотеза, что остеохондроз начинает развиваться сразу после того, как ребенок делает первые шаги; мол, это расплата человека за прямохождение.

За свои годы лечебной практики я слышал от своих пациентов много названий этого заболевания. Это и прострел, и радикулит, и отложение солей, и даже ревматизм.

Сам термин остеохондроз (osteochondrosis) образован от двух греческих слов osteon (кость) + chondros (хрящ). Научное определение остеохондроза позвоночника звучит так: остеохондроз позвоночника – это дистрофические изменения фиброзных колец и прилежащих к ним тел позвонков, то есть это изменения, вызванные нарушением обменных процессов.

При остеохондрозе ухудшается фиксирующая способность позвоночника, то есть состояние околопозвоночных мышц и связок, особенно при нагрузке. Происходит обезвоживание и нарушение обмена веществ в фиброзных кольцах. В результате чего, кольцо теряет свою упругость, усыхает, уменьшается в размерах и не может противодействовать физической нагрузке.

◇◇◇◇◇

Теория остеохондроза

Существуют различные теории, объясняющие механизм развития остеохондроза и сопутствующей ему патологии. Долгое время в среде неврологов и нейрохирургов единственным субстратом заболевания считалось компрессия содержимого спинномозгового канала (включая корешки и спинной мозг) протрузиями или грыжевыми выпячиваниями. В дальнейшем эти концепции были пересмотрены в пользу рефлекторных мышечно-тонических и сосудистых причин компрессии нервных образований на фоне боли со стороны смещенных межпозвонковых суставов и травмированного межпозвонкового диска. Тем не менее, причины развития остеохондроза остаются предметом научной дискуссии.

Существуют такие теории развития этого заболевании, как гормональная, инфекционная, сосудистая, функциональная, механическая, наследственная и каждая из них имеет своих пламенных сторонников и противников.

Не исключено, считают многие специалисты, что остеохондроз является мультифакторным заболеванием и в его формировании принимают участие многие из перечисленных причин. Развитие дистрофических изменений – это процесс хрупкого равновесия, когда на одной чаше весов лежат негативные внутренние и внешние воздействия, а на другой – возможности системы компенсации и саморегулляции тела.

Учитывая то, что современный человек ежедневно подвергается патологическим нагрузкам в виде:

1) избыточного осевого давления на позвоночник (при ходьбе в неудобной обуви, плоскостопии, наличии лишнего веса);

2) вибрации (при поездке на автотранспорте, в метро);

3) длительного пребывания в вынужденном положении (офисная работа);

4) поднятия тяжестей и т.д.

– состояние остеохондроза становиться не просто заболеванием, а постоянным спутником многих людей. [14]

Я, наверное, вас, дорогой читатель, удивлю, сказав, что остеохондроз, в общем-то, не совсем болезнь. Заранее предвижу гнев тех читателей, которые проходят лечение с этим диагнозом. Но все-таки остеохондроз – это лишь структурные изменения, это состояние позвоночного столба, не более того. Болезнью же мы называем остеохондроз тогда, когда различные его проявления – боль, мышечная слабость и прочее – осложняют человеку жизнь, отрицательно влияют на его работоспособность. Иначе говоря, мешают нормально жить. И тогда этого человека можно назвать больным.

Когда специалист, заполняя вашу амбулаторную карту, пишет «остеохондроз», то последующее за этим указание на боль говорит о ее связи именно с остеохондрозом, а не с каким-либо другим заболеванием позвоночника. Поэтому грамотные специалисты никогда не напишут в диагнозе просто «остеохондроз», а обязательно укажут болезненные симптомы, связанные с ним. [10]

Развитие остеохондроза принято делить на четыре стадии. Наверное, те, кому приходилось лечиться по поводу этого заболевания в больнице или на дому, при чтении записи специалиста, обращали внимание на римские числа в диагнозе. Рассмотрим, что же обозначают эти непонятные цифры.

Чем отличается позвоночник на начальном этапе развития остеохондроза от абсолютно здорового позвоночника? На рентгеновских снимках можно увидеть уменьшение расстояния между соседними позвонками. Итак, при I стадии остеохондроза происходит внутридисковое перемещение ядра больше нормы. Это приводит к растяжению или сжиманию фиброзного кольца.

Что же происходит с позвоночником далее – во второй стадии? На II стадии начинаются изменения в фиброзном кольце, и возникает нестабильность пораженного позвоночного сегмента.

Переход в III стадию подготавливается неустойчивым положением фрагмента ядра, занимающего самые наружные отделы фиброзного кольца межпозвонкового диска. Заканчивается III стадия остеохондроза образованием грыжи.

На своей IV стадии остеохондроз переходит в хроническую форму. Наблюдается образование и дальнейшее разрастание в области межпозвонковых суставов (мест, где соединяются вышележащие и нижележащие позвонки, образуя друг с другом сустав) так называемых остеофитов – шипов, состоящих из костной ткани, которые впиваются в окружающие мягкие ткани и нередко сдавливают нервные стволы. Они могут возникать на всем протяжении позвоночника – от шеи до крестца.

Однако рассмотрим четвертую стадию развития остеохондроза немного под другим углом. Наш организм устроен так, что не терпит в себе непорядка и там, где способен его устранить, устраняет в наиболее короткие сроки. Поэтому позвоночник, пройдя три разрушительных стадии, вступает в стадию, так называемого, самовосстановления. Что это означает?

Мы говорим о тех восстановительных процессах в организме человека, которые протекают без активного вмешательства в них со стороны. Мы говорим о естественном течении процесса, которое возможно и завершилось бы в течение 6 месяцев, при условии, разумеется, что заболевший адекватно реагирует на боль и не дергает позвоночник ненужными движениями. Только по истечении этого срока можно говорить о формировании прочного рубца в местах разрывов фиброзного кольца, способного выдержать существенное повышение внутридискового давления. В противном случае остается высоким риск выхода в спинномозговой канал фрагмента выдавленного диска и увеличения объема грыжи.

Каким же образом протекает самовосстановление позвоночника?

Дегенеративно-дистрофические изменения в позвоночнике сопровождаются отложением солей кальция (кальцификацией, обызвествлением – сл. мед. терминов) поврежденных дисков, отдельных участков суставных хрящей, капсул и связок, прикрепляющихся к позвонкам, которое только условно можно назвать отложением солей. Добиваясь своей цели, организм заковывает сосудисто-нервные пучки в солевые каналы. Резкое движение в сторону вызывает травматизацию сосудов и нервов и знакомит нас со специалистом по проблемам спины или с невропатологом.

Теперь вы понимаете, что на этой стадии болезнь уже зашла слишком далеко. И когда мы говорим о таком процессе, как «отложение солей», то это не причина, а следствие и конечная стадия.

Случаи из лечебной практики

Однажды ко мне на прием пришла молодая женщина 37 лет с жалобами на боли в спине. По ее словам она всегда была веселым человеком, позитивно смотрела на различные жизненные ситуации и вела достаточно активный образ жизни.

Однако в последние 3 года она находилась в депрессионном состоянии: чувство общей усталости, быстрая утомляемость, повышенная раздражительность, плохой ночной сон, а главное, постоянное ощущение тяжести в спине и боли в области шеи. Стала посещать специалистов по проблемам спины, прошла курс физиотерапии и массажа. Облегчение было кратковременным.

Последние тесты на содержание кальция в организме показали его уменьшение, а результаты магнитно-резонансной томографии (МРТ) показали нестабильность позвоночника, смещение шейных позвонков. Диагноз – шейный остеохондроз.

Причина развития заболевания была ей озвучена, как нарушение обмена веществ, вследствие возрастных изменений организма. А одним из факторов, приводящих к развитию заболевания, явилось нарушение минерального обмена – уменьшения кальция в организме.

Вопросы, с которыми она пришла ко мне звучали так: «Неужели эта «стариковская» болезнь и ко мне «прилипла»?

Неужели нет методов избавления от нее? Почему происходит потеря кальция в организме, если у меня постоянно в рационе присутствуют молочные продукты, и я принимаю кальцийсодержащие биологические добавки? Куда он уходит? Как остановить этот процесс? Я хотела бы популярного объяснения без сложной медицинской терминологии...»

Однозначно ответить на ее вопросы было не так-то просто. Сложность выражалась не только в том, как проще и популярней объяснить сложные проблемы, не углубляясь в дебри медицинских терминологий. Главное для меня было добиться от нее понимания того, что многие проблемы, связанные со здоровьем, вызваны незнанием функций человеческого организма и отсутствием желания взглянуть на эти проблемы под другим углом или подойти к ним с других позиций. Кроме того, любая проблема, существующая в организме человека, неизбежно вызовет изменение состояния тканей, как в месте расположения самой проблемы, так и в связанных с ней структурах и частях тела.

Поэтому моя задача сводилась к тому, что я должен был, как можно доходчивей и популярней, «донести» до моей пациентки иную точку зрения на причины возникших у нее проблем со здоровьем. А после этого, подобрать методику восстановления позвоночника на основе комплексного подхода и закрепить лечебный эффект на основе поддержания микроциркуляции в тканях той области, где она была нарушена.

Прежде всего, я напомнил моей пациентке о важной роли кальция в организме человека.

Кальций (Calcium), Ca – биогенный химический элемент, постоянная составная часть организма человека. 99% кальция содержится в костной системе, 1% – свободный кальций, который является регулятором разнообразных внутриклеточных процессов.

Именно кальций определяет прочность наших костей и в них он «складируется» в течение всей жизни. Важную роль кальций играет и в клетках, и в различных тканях организма. Нормальная работа клеточных мембран, свёртываемость крови, передача нервных импульсов, формирование стресс-реакции, нервно-мышечная проводимость, сократимость скелетной мускулатуры и масса других важных процессов немыслимы без кальция и его соединений. Понятно, что такие тонкие процессы в нашем организме требуют очень мягкого вмешательства со стороны медицинского специалиста, да и то лишь в самом крайнем случае.

Организм человека устроен так, что он потребляет кальций не только из пищи, но и из костей. Эти процессы идут непрерывно и одновременно с рождения и до старости. То есть идёт «ротация» кальция.

У младенцев оборачивается почти 100% кальция за первый год, а уже к 45 годам процесс построения костной ткани запаздывает за разрушением. Причём организм интенсивно выбирает кальций из костей при недостатке поступления извне у людей более старшего возраста. Отсюда распространённая болезнь — остеопороз, которым страдают более 75 миллионов человек в Европе, США и Японии.

В настоящее время дегенеративные заболевания позвоночника – остеохондроз и спондилез, а также заболевания суставов – остеоартроз многие исследователи предлагают определять как «кальций-дефицитные» болезни человека.

Важно непрерывное восполнение кальция в нужном количестве для нормального обеспечения тканей и органов. Нарушение баланса ведёт к «вымыванию» кальция из костей. Кальций особенно необходим женщинам в период менопаузы. В это время всасывание кальция уменьшается из-за уменьшения эстрогенов – женских половых гормонов.

В норме человеку необходимо ежедневно с пищей потреблять примерно 1 г кальция. Основными его источниками являются молочные продукты (молоко и сыр). Усвоение кальция в организме человека облегчается присутствием в нем витамина D.

А теперь ответим на заданный пациентом вопрос: «Почему происходит потеря кальция в организме?».

Почему происходит потеря кальция в организме?

Можно назвать следующие причины потери кальция в организме:
• заболевания желудочно-кишечного тракта, эндокринные заболевания, почечная недостаточность, сахарный диабет, гиповитаминоз витамина D;
• длительное использование кальцийвыводящих лекарственных средств (гормональные, слабительные, антациды, мочегонные, противосудорожные);
• такие факторы, как стрессы, сидячий и малоподвижный образ жизни.

Но я хотел бы рассмотреть еще одну, очень важную, на мой взгляд, причину, по которой также происходит потеря кальция в организме. Наш организм способен блокировать боль выделением кальция в месте ее появления. В случае с моей пациенткой место появления боли – области около позвоночника. Поэтому потеря кальция в данном случае происходит от увеличения больных зон в позвоночнике.

Как вы помните, у моей пациентки боли перешли в хроническое состояние. Хиропрактика и физиотерапия приносили лишь временное облегчение. Значит, получается, что предыдущее лечение было недостаточно эффективно и не затрагивало корня, из которого росли ее проблемы.

Итак, вернемся снова к вопросу моей пациентки – куда же уходит кальций? Кальций уходит на погашение тех болей, которые пришли в результате различных перегрузок, как нервного, так и физического характера. Ведь она часто в жизни имела усталость и усиливающиеся к ночи боли, которые к утру проходили. Вот как раз для того, чтобы эти боли не ощущались постоянно, организм и выделяет кальций из костей, как бы капсулируя боль. Если такой случай единичный, то выделенный кальций, сыграв свою роль, растворяется и выводится. Когда же боли, вызванные постоянными перегрузками, повторяются многократно и многолетне, выделенный кальций превращается в соли и шлаки, которые и поражают, прежде всего, глубокие скелетные мышцы (они держат наши позвонки) и нервные узлы (отвечающие за работу внутренних органов и сосудов). Теперь образовавшиеся соли и шлаки становятся барьером в поступлении питательных веществ в наши кости, и поэтому пополнения кальция в позвонках не происходит.

Моя пациентка может использовать горы витаминов и чистого кальция, но пока существует солевой барьер, ее усилия будут напрасны. Кальций по назначению – в кости доходить не будет. И эта проблема не столько связана с возрастом, сколько с образом жизни моей пациентки – повышенные эмоционально-стрессовые и физические перегрузки, неправильное питание, недостаточный отдых.

Теперь необходимо перейти от причины возникновения проблемы к методам избавления от нее. Как мы установили выше, выделенный организмом кальций для погашения боли приводит к образованию отложений шлаков и солей, которые в свою очередь препятствуют восстановлению кальция в костях. Следовательно, необходимо эти ненужные и вредные для нашего позвоночника вещества разрушить и вывести.

Теоретически такое под силу электростимуляторам, имитирующим мускульную активность но, увы, только теоретически. На практике их использование приводит лишь к временному облегчению, постепенно усугубляя проблему.

Вы спросите почему? Потому что любой такой электростимулятор дает излучение, и принцип его действия составляют электрические поля. А любое электрополе отторгается нашим организмом как инородное. Наше биополе старается защититься от любого вмешательства извне. Поэтому происходит блокировка наших нервных узлов, что, в лучшем случае, снижает боль, но не решает проблемы.

Вывод следующий – созданные человеком различные электроприборы для восстановления утраченных функций позвоночника, в целом, своей роли не выполняют – не разрушают соли и шлаки, и не выводят их. Значит, такая методика лечения сильно хромает.

Разберем другой подход к лечению. Все процессы, связанные с жизнедеятельностью наших клеток, мышц, связок и костей, в основном, осуществляет кровь. Питание и очищение от продуктов распада осуществляет она же. Значит, для того, чтобы очистить какой-то орган (я не имею в виду органы выделения), допустим позвоночник, необходимо увеличить в его области пульсацию крови, расширить сосуды. Поскольку солевые отложения скапливаются в районе нервных узлов, которые становятся более чувствительными и болезненными (боль в позвоночнике), необходимо понизить уровень переносимости боли. И только потом перейти к самому разрушению этих самых солей и шлаков.

Процесс разрушения происходит за счет стимуляции нервных узлов и скелетных мышц. Разрушенные кусочки и осколки подхватываются потоками крови и выводятся органами выделения. Стимуляция проводится без использования электростимуляторов, а только руками специалиста, чтобы не создавать дополнительное электрическое поле и заставить ваш организм восстанавливаться, очищаясь от излишеств.

Такая методика лечения позволяет мне осуществлять восстановление определенного участка позвоночника без применения лекарственных препаратов. Побочных эффектов быть не может, потому что почти всю работу делает ваш организм, мы только помогаем. Ограничений в возрасте также нет. Все хотят избавиться от проблем. В случае с моей пациенткой, молодая женщина не только избавилась от болей, но и решила проблему остеохондроза. Выбор за Вами!

Методика, разработанная мною более 20 лет тому назад в России, прошла проверку и в Израиле, и в Америке. Большое количество пациентов вернулось к нормальной жизни, позабыв о своих многолетних проблемах.

Для лечения применяются мази и бальзамы китайского производства, прошедшие многолетнюю проверку, и пликатор Кузнецова, известный многим по России. Однако основная работа заключается в ручном воздействии (манипуляции) на позвоночник и опорно-двигательный аппарат человека. Специалист, проводящий сеансы, например, «мягкой манипуляции», за счет повышенной энергетики своих рук, способен почувствовать и выбрать необходимые нагрузки: ослабить напряжение мышц или наоборот, нажать, увеличив приток крови. Причем для достижения результата не всегда требуется применение силы, просто надо чувствовать и знать, КАК это сделать.

Глубокий разогрев тканей и только потом манипуляции, что дает возможность безболезненного процесса восстановления. Побочный эффект исключается, так как я, направляя внутреннюю энергию больного, заставляю его лечить себя самого. Возраст варьируется от 6 до 90 лет. Даже у самых пожилых пациентов восстановление позвоночника проходит успешно.

Такие заболевания, как сахарный диабет, повышенное или пониженное кровяное давление, холестерол не оказывают большого влияния на ход лечения. В большинстве случаев наоборот – организм стабилизируется, улучшается общее состояние, повышается иммунитет.

Количество и частота процедур подбирается индивидуально, как правило, около 10-15 сеансов. Во время лечения пациент может продолжать работать.

Обратиться к специалисту следует при появлении следующих симптомов: боли в шее, руках, между лопатками, сердечные спазмы, ущемление нерва, смещение дисков, позвонков, боль в пояснице, отдающая в ногу, онемение конечностей, пяточные шпоры, парез лицевого нерва, травмы после аварий.

Мы излечиваем путем восстановления утраченных функций организма, которые дала нам природа. Мы лечим не все, но что касается опорно-двигательного аппарата, то это как раз наш профиль.

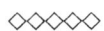

Поражения шейно-грудного отдела позвоночника

Шейный отдел позвоночника является самым верхним отделом позвоночного столба. Он состоит из 7 позвонков. Шейный отдел имеет физиологический изгиб (физиологический лордоз) в виде буквы «С», обращенной выпуклой стороной вперед.

Шейный отдел является наиболее мобильным отделом позвоночника. Такая подвижность дает нам возможность выполнять разнообразные движения шеей, а также повороты и наклоны головы.

Шейный отдел – это наиболее уязвимая часть позвоночника в отношении травматических повреждений. Данный риск обусловлен слабым мышечным корсетом в области шеи, а также небольшими размерами и низкой механической прочностью позвонков шейного отдела.

Повреждение позвоночника может произойти как в результате прямого удара в область шеи, так и при запредельном сгибательном или разгибательном движении головы. Последний механизм называется «хлыстовой травмой» при автомобильных авариях или «травмой ныряльщика» при ударе головой о дно при нырянии на мелководье. Этот вид травмати-

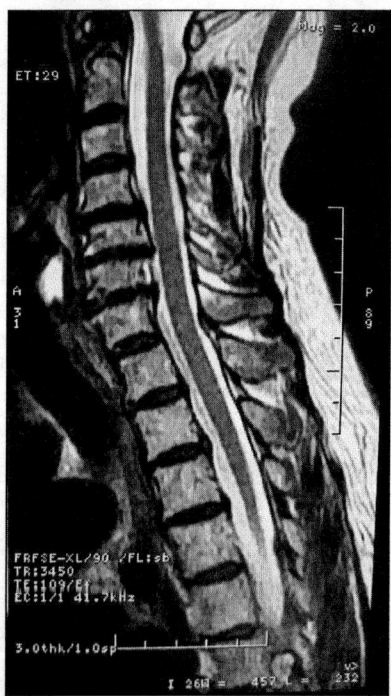

Рентгеновский снимок. Шейный остеохондроз

ческого повреждения очень часто сопровождается повреждением спинного мозга и может стать причиной летального исхода.

Шейный остеохондроз

Симптомы остеохондроза шейного отдела позвоночника объясняются особенностями анатомического строения этой области человеческого тела. Изменения, вызываемые остеохондрозом – разрастание фиброзной и костной ткани, смещение позвонков, приводят к сдавливанию позвоночной артерии, проходящей через отверстия позвоночных отростков.

На ранней стадии заболевания клинические признаки, как правило, слабо выражены и могут проявляться в виде дискомфорта и утомляемости мышц шеи и затылка. Затем появляются локальные боли в позвоночнике на уровне пораженного диска, головные боли (шейная мигрень), боли в области плечевого пояса и рук. Могут возникать нарушения чувствительности в руках в виде онемения, проявляющегося, как правило, ночью во время сна или при длительном пребывании в неудобной позе, ощущается постоянное напряжение и ограничение движений мышц шеи и надплечий.

Шейный остеохондроз ведет к развитию вертебрального синдрома, который проявляется в виде прострелов. Однако при грубом нарушении структуры межпозвоночного диска и деформациях тел и отростков позвонков развивается нестабильность и подвывих одного или нескольких позвонков. При шейном остеохондрозе могут наблюдаться приступы внезапной потери сознания, шум и звон в ушах, головокружение и неустойчивость при ходьбе.

Шейный отдел позвоночника – важная часть организма и заболевания в этой области могут привести к достаточно серьезным последствиям.

Во-первых, в области шеи очень много сосудов и нервов, питающих и иннервирующих ткани шеи, черепа, лица. Одна из крупных артерий – позвоночная проходит именно в отверстиях отростков позвонков. Поэтому патологические изменения в них (разрастание костной и фиброзной ткани, смещение позвонка) приводят к нарушению нормального хода крови данной артерии. Проявляться это может стойкими головными болями и повышенной усталостью.

Во-вторых, само строение разных позвонков шейного отдела различно. В результате чего позвонки более плотно прилегают друг к другу. Поэтому, при любом, даже незначительном патологическом изменении в позвоночнике или повышенной нагрузке на него, происходит нарушение нормального функционирования всего отдела.

Шейный спондилез – хроническое заболевание позвоночника, при котором происходит разрастание клювовидных и шиповидных остеофитов по краям тел позвонков. Чаще всего спондилез является следствием возрастных изменений (чаще в шейном отделе) и называется в народе «отложением солей». Симптомами этого заболевания являются боли в затылке, часто – в области плечевого пояса, в задней части головы, глазах и ушах. Также наблюдается ограниченная подвижность шеи и боли при движениях, особенно при поворотах головы. Как правило, надавливание на заднюю сторону межпозвонкового сустава вызывает боль, особенно если при этом немного отклонить голову больного назад.

Терапия при хронических болях в шейных позвонках должна быть нацелена в первую очередь на предотвращение осложнения болезни. При необходимости все время сидеть, наклонившись (например, при работе за компьютером), следует каждые 30 минут поднимать голову и опускать плечи. Через каждый час нужно походить, свесив руки вдоль туловища. Такая пауза необходима как для физического, так и для умственного отдыха.

Регулярные упражнения способствуют постепенному уменьшению болей, они также улучшают подвижность позвонков. Однако быстрого выздоровления при хронических заболеваниях такого рода ожидать не приходится.

Болеутоляющие и противовоспалительные лекарственные препараты облегчают состояние, однако саму болезнь не лечат. Здесь необходим комплексный подход к лечению болезни. Только специалист поможет Вам облегчить ваши страдания и провести грамотный курс лечения.

Особенностью остеохондроза шейно-грудного отдела позвоночника можно назвать боли в области грудной клетки, имитирующие картину приступа стенокардии, но в отличии от сердечного приступа эта боль не проходит после приема препаратов нитроглицерина. Шейно-грудной остеохондроз позвоночника часто является причиной развития таких заболеваний как: плечелопаточный периартроз, кисте-плечевой синдром.

Парез лицевого нерва – можно ли помочь?

Письмо в редакцию газеты «Новый свет». Чикаго. 22/09/2006

Здравствуйте, дорогая редакция! Постоянно читаю вашу газету, поэтому и решила обратиться к вам за помощью. Хочу вкратце рассказать свою невеселую историю.

Приблизительно два месяца тому назад мне пришлось возвращаться из Нью-Йорка не самолетом как обычно, а автобусом. Стояла страшная жара, но в автобусе было очень комфортно и кондиционеры работали исправно. Совсем не заметила, что холодный воздух обдувал мои плечи и шею. Так я и заснула, проспала несколько часов кряду. Проснулась с окаменевшими шеей и правым плечом. На следующий день, будучи уже дома, я проснулась от боли и тяжести в шее и правой стороне лица. Когда посмотрела на себя в зеркало, ужаснулась, эта сторона покраснела и опухла. Отек был таким тяжелым, что даже глаз не закрывался.

С каждым днем отек увеличивался, разрывающие боли переходили от шеи к уху и дальше - к глазу и в правую челюсть.

Даже язык стал утолщаться и тяжелеть. Одним словом, даже сейчас писать мне легче, чем говорить. А я ведь работаю преподавателем.

Я, конечно же, начала лечение. В начале - у терапевта. Таблетки и физиотерапия с электро-стимуляторами не помогли. Отек увеличился, краснота не проходила. Врачи разводили руками. Если лекарства не помогли, мол, обратитесь к иглотерапевту. Прошла курс лечения иглоукалыванием. Отек лица и краснота остались, язык по-прежнему распухший, говорить не могу. Правда, боли ранее были резкими, стреляющими, а теперь стали тяжелыми и ноющими.

Я решила через вашу газету, обратиться к специалисту по контактной биотерапии - Сергею Смусь, можно ли мне помочь при вышеописанных симптомах. Обращаюсь к нему, так как читала его предыдущие публикации и слышала от знакомых о нем как о высококвалифицированном и грамотном специалисте. Галина И, Northbrook.

На этот вопрос редакция «НС» попросила ответить Сергея Смусь, специалиста оригинальной методики реабилитации и человека, к мнению которого давно прислушиваются в нашей общине.

С. Смусь. Спасибо читателям «НС» и редакции за лестную оценку моей работы. Постараюсь и в дальнейшем соответствовать имеющейся репутации. Теперь непосредственно к нашей больной. Дорогая Галина, мне, конечно, очень жаль, что вам пришлось пройти через такие мучения, не получив существенных результатов.

Мне кажется, что лечение было назначено не совсем правильно, в другом случае вы бы уже были здоровы. Главное для вас сейчас – это вера в излечение. А возможность вам помочь, без сомнения, у нас имеется.

У меня в практике неоднократно встречались такие заболевания. Но на ум сейчас пришел схожий случай, с которым я столкнулся лет 12 назад в Израиле. Разница лишь в том, что эта женщина была коренная израильтянка, преподаватель курсов высших учебных заведений и ехала она из Хайфы в

Иерусалим.

Я не буду утруждать читателя описанием методов реабилитации. Это интересно вам, Галина, но оставим все рекомендации до нашей встречи. С этой проблемой мы справились тогда, я думаю, справимся и сейчас. Точный диагноз будет поставлен при непосредственном осмотре.

Ведь вы не указали, какой диагноз был поставлен ранее, однако, могу предположить, что это парез лицевого нерва, а причина заболевания – переохлаждение шейно-плечевого отдела. Это довольно распространенная проблема, но обостренная форма как у вас встречается крайне редко, и все-таки, смею утверждать, поддается лечению.

Две недели назад курс лечения со сходным диагнозом у меня проходил футболист Александр П. Он обратился ко мне в начальной стадии заболевания, когда отек только начал распространяться. Результат лечения превосходный.

Дорогие друзья, берегите свое здоровье, пробуйте другие методы лечения, если вы не видите положительных результатов лечения, ведь вы живете в Америке, где существует огромный выбор – так пользуйтесь своим правом – выбирайте лучшее!

Главный принцип моей системы – не пассивное ожидание болезни, а активная наработка здоровья. Зная индивидуальные особенности каждого пациента, можно подбирать для него индивидуальные схемы профилактики и лечения, вместо привычных, типовых схем борьбы с болезнью. Можно более точно оценивать и вовремя корректировать уровень здоровья вместо запоздалого лечения далеко зашедших заболеваний. Одним словом - утверждать новое качество жизни для человека и его семьи.

А вам, дорогая Галина, советую взять результаты всех ваших тестов, анализов, возможно рентгеновских снимков и, не теряя времени, прийти на консультацию и пройти обследование у нас. Если ваш нерв не атрофирован, если вы все еще ощущаете различные боли, вам, уверяю, можно помочь!

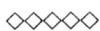

Остеохондроз грудного отдела позвоночника

В грудном отделе позвоночника расположено двенадцать позвонков, которые соединяются между собой межпозвонковыми дисками небольшой высоты. С ребрами позвонки соединены посредством системы суставов. Спереди прикрепление ребер к грудине образует жесткий каркас для удержания внутренних органов (легкие, сердце) в грудной клетке.

Грудной отдел позвоночника малоподвижен, поэтому дегенеративно-дистрофические изменения – патологиче-

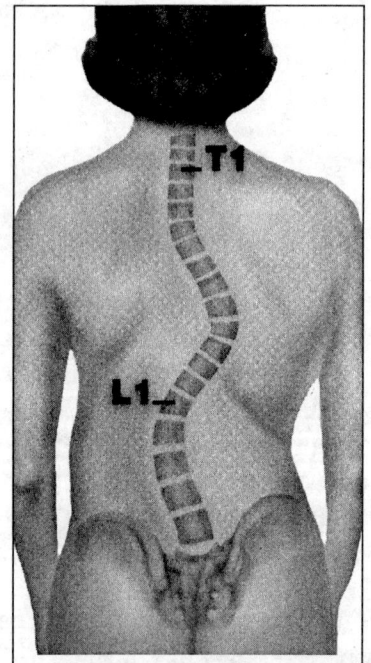

Сколиоз грудного отдела позвоночника. Общий рисунок

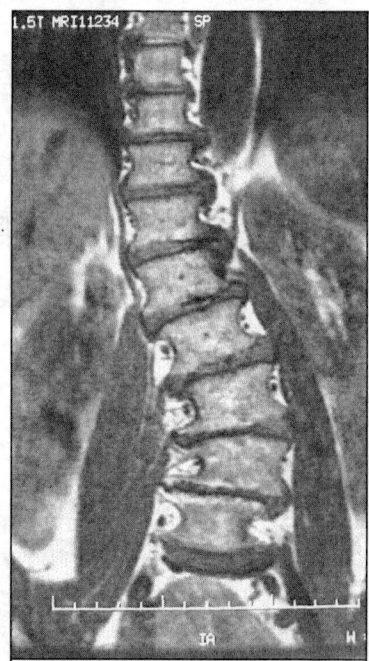

Сколиоз пояснично-крестцового отдела позвоночника. Рентгеновский снимок

ские процессы в позвонках и дисках развиваются медленно. Но, не смотря на это, болевые ощущения все же появляются, и могут носить острый или хронический характер.

Обычно пациенты жалуются на боли в межлопаточной области или по ходу грудного отдела позвоночника. Часто боли усиливаются при движениях и дыхании. Если основания нервов сдавливаются, болевые ощущения могут быть опоясывающими или могут проявиться в виде межреберной невралгии. В зоне иннервации пораженного межреберного нерва нарушается чувствительность. Возникает онемение, ощущение ползания мурашек, или, наоборот, жжение и усиление чувствительности. Что касается расстройств внутренних органов, возможно возникновение болей в сердце по типу стенокардии, болей в печени, нарушение работы желудка и кишечника.

Для уточнения диагноза остеохондроза грудного отдела позвоночника проводят рентгеновские снимки в двух проекциях. На снимках можно обнаружить снижение высоты межпозвонковых дисков, костные разрастания тел позвонков. Однако такие изменения достаточно часто встречаются и у людей, у которых болей и других жалоб со стороны грудного отдела позвоночника нет.

К причинам развития грудного остеохондроза, помимо основных причин развития остеохондроза в целом, можно отнести следующие:

- нарушение обмена веществ;
- нарушение осанки;
- сколиоз;
- неправильно распределенные физические нагрузки;
- травмы при авариях,
- наследственные факторы и др.

Вследствие вышеперечисленных причин изменяется нормальное строение межпозвоночного диска, что приводит к нарушениям взаимных соотношений костных, нервных, сосудистых и связочных структур.

Сколиоз – боковое искривление позвоночника. Эта деформация обычно обнаруживается в детском и подростковом возрасте. Наиболее опасным в смысле развития сколиоза возрастом является период между 10 и 14 годами.

Искривление может локализоваться в шейном, грудном, поясничном или одновременно в нескольких отделах позвоночника. Наиболее распространен грудной сколиоз. Его можно заметить по асимметрии лопаток, когда одно плечо выше другого или одна рука длиннее другой из-за наклона верхней части туловища. Искривление позвоночника, на которое в детстве не обратили внимания, во взрослом возрасте приводит не только к косметическим дефектам – нарушению осанки, походки, возникновению реберного горба, но и к болям в спине и возможным в последующем нарушениям в работе внутренних органов.

Причины возникновения сколиоза у ребенка, равно как и у взрослого, весьма различны. Основной причиной является неправильная осанка при длительном сидении за рабочим столом, компьютером.

Бывают также врожденные сколиозы, которые проявляются у детей уже на первом году жизни. Причиной возникновения сколиоза бывает и недостаток кальция в костях (рахит), и такие болезни, как полиомиелит. В двух последних случаях, прежде чем приступать к лечению сколиоза, необходимо устранить его первопричину.

Лечение сколиоза позвоночника – это целый комплекс мероприятий по возвращению позвоночника в его первоначальную форму. Исправление сколиоза включает в себя вытяжение и выпрямление позвоночника, и укрепление мышечного корсета спины. Использование специальных корсетов позволяет только уменьшить боль в спине. Однако применение корсетов не может уменьшить степень деформации позвоночного столба. Напротив, длительное ношение корсета приводит к ослаблению мышц спины, что способствует увеличению степени сколиотической деформации.

Успешное лечение сколиоза невозможно без лечебной

гимнастики. Специально разработанный комплекс упражнений позволяет уменьшить боль в спине, замедлить прогрессирование деформации позвоночника за счет укрепления мышечного корсета. Комплекс упражнений должен выполняться пациентом ежедневно. Лечебная гимнастика должна стать обязательной привычкой. Пациентам, имеющим дыхательные нарушения, необходимо также выполнение дыхательной гимнастики. Очень полезны для пациентов с заболеваниями позвоночника, в том числе со сколиозом, занятия лечебным плаванием.

Боли в груди и сердце, не связанные с проблемами сосудов

Причин появления болей в грудной клетке и сердце очень много. Начнем с болей в грудной клетке. Первая причина – это травмы, которые могут быть результатом аварий, падений, ударов или перегрузок грудных мышц. В этих случаях поставить диагноз и наметить пути лечения сравнительно легко. Человек, как правило, точно знает, когда произошла травма, как он при этом лечился или, наоборот, не лечился.

Вторая, и не менее серьезная причина – это отложение солей в позвоночнике в результате сидячей работы, искривления позвоночника (кифоз, сколиоз), привычка сутулиться, держать неправильную осанку, носить тяжести в неправильном положении тела.

К отложению солей также приводит неверное положение тела во время сна или отдыха, неправильно подобранный матрац. Сюда же следует отнести нервные перегрузки и всякого рода стрессы, которыми изобилует наша жизнь, особенно, жизнь в эмиграции. В этих случаях установить диагноз значительно сложнее. Человек не может определенно назвать время начала заболевания. Отложение солей происходит годами – медленно и постепенно. Достаточно долго ресурсы организма человека компенсируют эту проблему и адаптируются, не подавая сигнал тревоги сильной болью. Но наступает момент, когда механизмы адаптации больше не справляются и начинается сильная боль.

Известно, правильный диагноз – главный залог успешного лечения. Однако при постановке диагноза нередко возникают определенные трудности. Допустим, человек чувствует боли в грудине спереди: чувство сдавленности в грудной клетке, боль при глубоком дыхании, боль между ребрами и(или) на спине – между лопатками. Его, в лучшем случае, посылают на рентген.

Рентген показывает, например, небольшое смещение позвонков, сокращение междискового пространства или небольшое изменение в теле позвонков. На это, как правило, врачи внимания не обращают. Говорят, что в целом проблем нет, и прописывают таблетки. Но человек прекрасно знает, что проблема есть и что боль свою он не придумал. Дело в том, что рентген не может показать насколько зашлакован, забит солями позвоночник, насколько ослаблены скелетные околопозвоночные мышцы, которые не могут удерживать позвонки в нормальном положении.

Солевые отложения приводят к ослаблению и атрофии скелетных мышц из-за недостаточного снабжения их кровью, а без крови у тканей и клеток организма жизни нет. Через кровь они получают все необходимые питательные вещества, и она же уносит все отработанные продукты жизнедеятельности.

Кроме того, солевые отложения забивают и отключают от работы нервные узлы. Пораженные солями нервные узлы отвечают, в том числе, и за работу внутренних органов, которые тоже начинают давать сбои. Так, к примеру, отложение солей в грудном отделе позвоночника может привести к боли в сердце (не связанной с коронарными проблемами), к нарушению работы поджелудочной железы, к проблемам в легких, печени и такому заболеванию, как астма.

Теперь рассмотрим более подробно проблему болей в сердце. Очень упрощенно: существует две основные причины.

Первая причина – коронарные проблемы, когда недостаточное расширение сосудов приводит к их закупорке, что в свою очередь ведет к нехватке крови в сердечной мышце и вызывает боль. Коронарные проблемы не являются моей специализацией.

Вторая причина – это ущемление нерва сердечной мышцы в позвоночнике. Именно это я бы и хотел обсудить более подробно. Такого рода боль может быть излечена мануальной стимуляцией определенных зон в позвоночнике. Практика показывает: 30-35% из общего числа пациентов с сердечными проблемами связаны именно с этой причиной. Если кардиолог, проверяя пациента по всем показателям (ритм, пульс, проходимость, качество сосудов и т.д.), причину боли не находит, значит, причину необходимо искать в позвоночнике. Кардиологи этому не обучены, и сделав все положенные тесты, в том числе и при физических нагрузках, объявляют, что сердце пациента в порядке и болеть не должно.

Работая в нескольких медицинских центрах, я общался со многими такими пациентами. Больше всего их возмущало то, что их жалобы не принимались всерьез, им не верили и считали, как бы «симулянтами». При физической нагрузке сердце не болит, но стоит понервничать или застудиться, или во время сна, или утром – тут боль и появляется.

Когда такой пациент приходит ко мне, первый вопрос, который я ему задаю: «Проверяли ли вам грудной отдел позвоночника?». Как правило, не проверяли, потому что кардиологи этим не занимаются, это дело других специалистов, например, хиропрактора. В этом заключается главная проблема современной медицины – узкая специализация.

Причина заболевания часто бывает в совсем другом месте, и лечение часто калечит другие органы и системы человеческого организма. Спросите у людей, имеющих несколько заболеваний и проходящих лечение у нескольких специалистов. Люди эти, скорее всего, принимают большое количество лекарств, каждое – от определенной болезни и каждое – на всю оставшуюся жизнь. А как вы думаете лекарства – это что – еда или питье, необходимые нам для нормальной жизнедеятельности? Это уже получается не лечение, а «питание» лекарствами.

В моем понимании, лечение болезни будет правильным, если пациент проходит определенный курс лечения в течении ограниченного промежутка времени и становиться здоровым. Именно здоровым, вылечившимся. А если пациент не становится здоровым, то это означает, что в лечении что-то (или все) делается не правильно. Обычно лечат лекарствами, меняя их в процессе лечения и пытаясь подобрать более эффективное. Пациент превращается в подопытного кролика, на котором испытывают разные препараты, не зная, что получиться. Эффективного лечения мало, а вреда для здоровья – много. Как же быть тогда с клятвой Гиппократа, что главное в лечении – не навредить?

Как раз мой подход к лечению и мои методики способствуют восстановлению нормальных функций организма без применения лекарств, навредить не могут и в большинстве случаев приводят к значительному или полному оздоровлению.

Вернемся к диагностике. Необходимо с самого начала установить первопричину болезни и проследить ее развитие по годам, например, необходимы рентгеновские снимки или результаты магнитно-резонансной томографии. Наблюдаемые смещения или сближения позвонков, незначительные с точки зрения большинства врачей, могут стать причиной боли или других отклонений в здоровье. Если классическая медицина не знает, как это сближение остановить или вылечить, то она не видит и проблем. Для меня, как раз, очень важно увидеть даже незначительное смещение позвонков. Его можно гораздо легче и быстрее выправить, избежать таких серьезных проблем, как грыжа межпозвоночного диска или ущемление нерва.

На рентгеновском снимке нельзя увидеть зашлакованность позвонков – отложение солей. Они не являются костной тканью и не оставляют следа на снимке. Только в исключительно запущенных случаях на снимке видны, так называемые, шипы – солевые наросты на остевых отростках позвонков. После того, как мы обнаруживаем на снимке сближение позвонков, мы проверяем иннервацию – способность нервных узлов и волокон передавать информацию в головной мозг. Упрощенная картина такова: имеются определенные зоны – нервные узлы, куда поступает первичная информация. Нервные узлы связаны между собой нервными волокнами. Например, если мы возьмем руку, то информация идет от кисти к локтю, от локтя к плечу, от плеча в лопатку и от лопатки в позвоночник, где проходит центральный нервный ствол, по которому информация поступает в мозг. Когда у пациента появляются онемение и боли в руке, не связанные с травмой, ушибом или переломом, я первым делом проверяю иннервацию от кисти руки до позвоночника. Как правило, выясняется, что узлы этого нервного ствола поражены солями и зашлакованы. При этом каждый из нервных узлов реагирует при нажатии сильной болью, о которой пациент и не подозревал.

Онемение и боли в руке появились из-за того, что нервный ствол плохо функционирует и не дает адекватной информации на сужение и расширение кровеносных сосудов. Это ведет к недостаточному снабжению кровью мышечных тканей руки, вызывая онемение и боль.

Как известно, боль – это сторожевая собака организма. Она надежно охраняет его от различных невзгод. Вы, наверное, замечали, что если порезать палец, то в первый момент боли нет. Говорят – это шоковое состояние. А боли нет потому, что информация о порезе еще не поступила в мозг и не проанализирована им. Когда появляется боль, это означает, что организм должен быстро мобилизовать силы и средства на борьбу с возникшей проблемой, опасностью или нарушением баланса какой-либо из систем жизнеобеспечения.

Когда нервные узлы и волокна поражены солями, информация об опасности в виде нервного импульса не может дойти до мозга или доходит до него в искаженном виде. Точно также команды из мозга о том, как следует реагировать на опасность, не доходит до пораженного участка тела или доходит туда в искаженном виде. В результате организм не может справиться с проблемой, и она становится хронической.

Вернемся к примеру с болью в руке из-за нарушенной иннервации. В этом случае лечение мы обычно начинаем с восстановления нервных узлов в позвоночнике и лопатке, что приводит к облегчению боли и восстановлению функций всей руки – от плеча до кисти. Таким образом, лечение проводится не в том месте, которое болит, а в том, где находится причина боли. Если же пытаться лечить только то место, которое болит, то можно ожидать всего лишь понижение уровня боли и кратковременное облегчение. Это то «лечение», которое предлагают многие врачи и которое тянется годами, не приносит устойчивых результатов и не приводит к существенному или полному излечению. Зато врач имеет постоянного пациента. Кто заинтересован в таком «лечении»? Подумайте сами.

Боли в груди и сердце, связанные с отложением солей, имеют, как правило, хронический характер и общую причину. Процесс отложения солей продолжается много лет и происходит медленное и постепенное ухудшение здоровья.

Сначала ухудшается иннервация – прохождение нервных импульсов. Это ведет к уменьшению пульсации крови в скелетных мышцах, что ведет к их дистрофии и ухудшению кровообращения в позвонках. А это уже приводит к разрушению костной ткани, остеопорозу. К сожалению, остеопороз начал поражать не только пожилых людей, но и достаточно молодых, в возрасте 40-50 лет. Это заболевание – результат современного образа жизни. Если очень постараться, то можно заработать остеопороз почти в любом возрасте. Только нужно больше есть мучного, сладкого, маргарина (гидрогенированных жиров) и продуктов питания, напичканных искусственными химикатами; меньше двигаться; больше сидеть у экранов телевизора и за компьютером в неудобной позе и т.д., и т.п. Все это хорошо известно.

Практика показывает, что проводимое мной лечение по очищению позвоночника, восстановлению иннервации и кровообращения в мышцах и позвонках, укреплению скелетных мышц приводит к значительному или полному восстановлению утраченных функций организма даже в очень пожилом возрасте.

Людям пожилого возраста я не могу гарантировать восстановление костной ткани позвонков, но скелетные мышцы и нервные узлы восстанавливаются очень хорошо, и возвращается возможность нормальной двигательной активности. Если пациент продолжает делать упражнения, которые я ему рекомендую, то его жизненный тонус поднимается настолько, что он забывает о своем возрасте, вновь чувствуя себя молодым и полным сил.

Не существует чудо-эликсира молодости, но есть чудо природы – наш организм с его удивительной способностью к оздоровлению и восстановлению. Мой дед, который дожил до 120 лет, говорил: «Нужно прожить жизнь активно и умереть стоя, чтобы никому не быть обузой». Умереть стоя – значит умереть естественно, во сне, а не в больнице под капельницей.

Природа дала нам чудесный организм и, если мы сами себя не калечим, она награждает нас здоровьем и долголетием. резервы нашего организма невероятно велики. Мы, в большинстве случаев, можем восстановить то, что по недомыслию испортили, встать на путь здоровой и радостной жизни на долгие годы.

Восстановление утраченных функций грудного отдела позвоночника

Теперь перейдем к описанию процесса лечения грудного отдела позвоночника при болях в груди и в области сердца, включая некоторые восстановительные методики.

Сам процесс лечения можно условно разделить на 6 этапов.

<u>На первом</u> – предварительном этапе, по специально разработанной мной методике, я разогреваю тот участок тела, над которым собираюсь работать, тем самым, увеличивая в

нем пульсацию крови. При этом не только улучшается кровообращение, но и понижается болевая чувствительность примерно на два порядка.

<u>На втором</u> – подготовительном этапе я массирую руками и разогреваю наружные мышцы.

<u>На третьем</u> – основном этапе я стимулирую и массирую руками нервные узлы и скелетные околопозвоночные мышцы. Предварительный этап не оказывает полного обезболивающего эффекта, но понижает болевую чувствительность настолько, что дает возможность проводить стимуляцию на уровне переносимости, без неприятных болевых ощущений. Нагрузка, сила давления и стимуляции дозируются строго индивидуально. Только чувствительные руки опытного мануального терапевта могут выбрать ее правильно.

Нагрузка должна быть такова, чтобы пациент чувствовал давление, но не боль. После сеанса стимуляции в течение одного-двух дней пациент должен испытывать новые ощущения – либо тяжесть и как бы легкое «гудение», либо наоборот – необычную легкость и свободу движений, либо, и то, и другое по очереди. Если пациент совсем ничего не чувствует ни во время, ни после сеанса, это значит, что нагрузка недостаточна, и энергия организма не привлечена к восстановлению пораженного участка.

<u>Четвертый этап лечения</u> – это манипуляция – небольшие и мягкие надавливания на позвонки для того, чтобы убрать соли со всех сторон, особенно со стороны внутренних органов. На предыдущих этапах лечения мы удаляли соли в основном снаружи, со стороны кожи. Приемы манипуляции я подключаю после нескольких сеансов стимуляции остевых отростков позвонков, когда часть шлаков уже удалена и околопозвоночные мышцы стали более эластичными. Этот этап лечения необходим и проходит он безболезненно.

<u>Пятый этап лечения</u> – это растяжки, которые проводятся вслед за манипуляцией, а в последствии и совместно с ней. Различные виды растяжек позволяют не только улучшить кровоснабжение вокруг позвонков, но еще и увеличить расстояние между ними и поставить их на прежнее (здоровое)

место. Этот этап помогает околопозвоночным мышцам быстрее восстановить и закрепить позвонки в первоначальном здоровом состоянии. Растяжки боли не вызывают, так как ставшие эластичными скелетные мышцы спины подобные нагрузки переносят легко.

Для растяжения грудного отдела позвоночника в основном используются валики различного диаметра. Я начинаю растяжки на мягких валиках небольшого диаметра и постепенно перехожу к валикам более жестким, большего диаметра и увеличиваю длительность процедуры, которая контролируется самочувствием и ощущениями пациента. Болей не должно быть, только чувство растяжения. При появлении неприятного чувства тяжести или любого дискомфорта, растяжки прекращаются.

Шестой этап лечения – это профилактика, стабилизация успешных результатов восстановления здоровья. Для того чтобы удержать и даже улучшить то, что достигнуто в результате лечения, необходимо проводить профилактику, поддерживать достигнутый уровень молодости и свободы от болезни. Профилактика включает в себя три составляющие: правильный и полноценный ночной отдых, правильное питание, физические упражнения.

Дорогие читатели! Для чего я так подробно описываю мой метод лечения? Для того чтобы пациент, собираясь вверить мне свою болезнь для излечения, имел по возможности полное представление о том, что ему предстоит. И тогда он сможет сравнить мою методику лечения с тем, что предлагает ему конвенциональная медицина. И сделать выбор: либо принимать лекарства, заглушая симптомы болезни и двигаясь к операционному столу, либо лечиться по моей методике и избавиться от причин болезни.

Первый путь ведет только вниз, к ухудшению здоровья и качества жизни. Большинство операций на позвоночнике заканчиваются инвалидностью. Моя методика ведет к настоящему восстановлению общего состояния тела, укреплению иммунитета и возвращению забытой нормальной здоровой жизни. Еще раз хочу подчеркнуть: все, что я здесь описал, не является плодом моего воображения или теоретическими изысканиями. Все проверено и подтверждено практической работой на протяжении многих лет.

Выбор правильной постели для отдыха и ночного сна

Начнем с полноценного ночного отдыха. Все знают, насколько это важно для здоровой активной жизни, однако по этому вопросу существует очень много противоречивой информации. Даю вам мои рекомендации.

Ваша постель должна быть достаточно мягкой. Почему мягкой? Потому что, когда вы лежите на жесткой (модной, ортопедической) постели, вес вашего тела и, соответственно, нагрузка на скелет распределяется неравномерно. Как это понимать? Наш скелет помогает телу сохранять определенную форму. Когда мы находимся в любом положении, либо в движении, либо неподвижны, то нагрузка на наш организм, в большинстве случаев распределяется достаточно равномерно. Она распределяется на скелет, скелетные мышцы, связки и сухожилия. Если тело долго находится в неправильном положении и неподвижно, возникают перегрузки, которые плохо отражаются на скелетных мышцах и позвоночном столбе.

Особенно вредно долгое сидение на мягких диванах и креслах, когда позвоночник находится в согнутом состоянии. Сидеть нужно на жестком стуле с прямой спиной. В вертикальном прямом положении тела скелетные мышцы работают мало и никаких перегрузок не возникает.

Совсем по-другому распределяются нагрузки в горизонтальном, лежачем положении тела. В лежачем положении те мышцы, которые помогали скелету поддерживать тело в вертикальном положении, отключаются и отдыхают. Однако нагрузка на позвоночник остается. Вес тела распределился на значительно большую площадь, но он продолжает действовать на скелет. Допустим, вы лежите на боку. При этом давление идет больше всего на выпуклые места: плечи, грудную клетку, тазовую область, головку бедра. На жестком матраце вы «отлеживаете» себе именно эти участки тела. Кровеносные сосуды пережимаются, вы ощущаете боль, затекание и онемение. Вы просыпаетесь, переворачиваетесь и пытаетесь найти более удобную позу. И так несколько раз за ночь. Какой же выход из положения?

Мы подошли к описанию мягкой постели. Она состоит из жесткого матраца и мягкого наматрацника поверх основного матраца. Просто одного мягкого матраца недостаточно и вот по какой причине. **Каждый мягкий матрац имеет плотно натянутую наружную обшивку для создания и удержания его формы. Когда вы придавливаете такой матрац, силы, в основном, действует не вниз, а в горизонтальном направлении вдоль натянутой обшивки матраца. Таким образом, матрац не принимает форму вашего тела.** Мягкий наматрацник, как раз и выполняет необходимую функцию. Сейчас в США существует, по крайней мере, четыре вида наматрацников: поролоновый, пуховый, перьевой, шерстяной.

Поролоновый наматрацник – самый дешевый, достаточно хорош для позвоночника, но вреден тем, что изготовлен из синтетических материалов. Он не «дышит», может вызывать раздражение кожи и аллергию. Также, <u>я не рекомендую использовать пуховый наматрацник</u>, он слишком мягкий и деформируется под весом тела.

Перьевой наматрацник изготовлен из мелких перьев, биологически полезен, имеет как раз нужную степень мягкости и полностью выполняет свои функции. Он сохраняет свою форму и в тоже время принимает форму тела. Он позволяет убрать избыточное давление с плеч и таза, дает воздуху свободно циркулировать между телом и обшивкой матраца и защищает кожу от самой обшивки, которая часто бывает синтетической и вредной. Все это очень благотворно действует на кровеносные сосуды, мышцы и кожу. Цена на такие наматрацники зависит от его размера и производителя, однако она вполне доступна практически каждому. Вся моя семья спит на перьевых наматрацниках с большим удоволь-

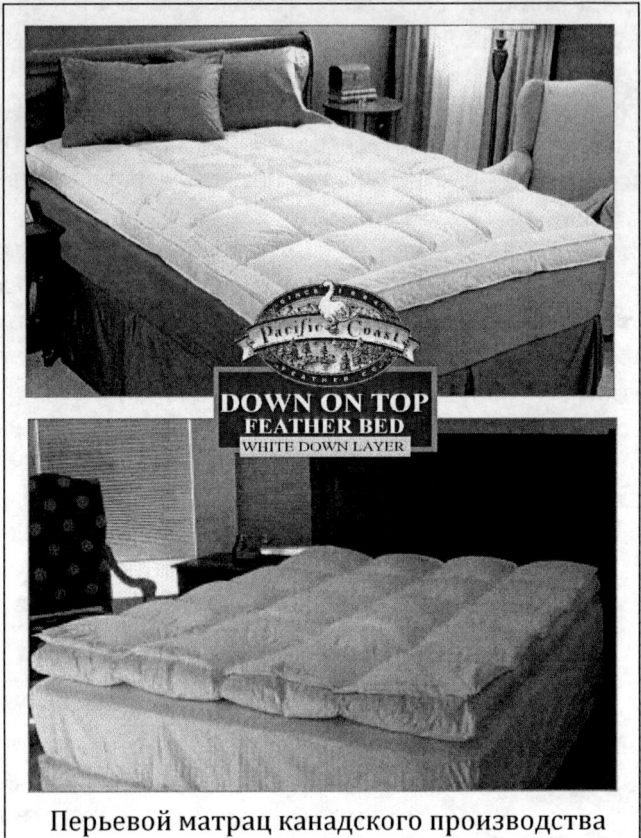

Перьевой матрац канадского производства

ствием. Попробуйте сами и почувствуйте разницу, как любят говорить в Америке. А не понравится – всегда можете вернуть товар обратно в магазин. Английское название: Down on Top Feather Bed компании Pacific Coast Feather Co.

Шерстяной наматрацник, изготовленный из чистой овечьей шерсти, также хорош, как и перьевой, однако он намного тоньше, что влияет на положение позвоночника, а стоит в 2-3 раза дороже.

Итак, на чем нужно спать – придумано не мной. Это было известно давным-давно, проверено веками и стало частью традиций у многих народов. В последние годы влияние моды, науки и интересов бизнеса привело к широкому применению жесткой постели, что способствовало резкому увеличению числа людей с проблемами позвоночника. Неправильная постель – одна из основных причин заболеваний позвоночника.

Мой дед был костоправом. Он был единственным костоправом на несколько районов области. Почему? Потому что пациентов было не так много. Посмотрите сколько сейчас докторов-хиропракторов. В каждом квартале города и почти на каждой торговой площади в пригородах. Спрос рождает предложение.

Вопросы правильного естественного питания

Теперь поговорим о питании. По этому вопросу можно найти огромное количество всевозможной информации, в которой легко запутаться. Нужно только помнить о главном. Никакой самый лучший и добросовестный диетолог не может подобрать диету, которая на все 100 процентов подходила бы именно вам. Изменения в вашем организме и в окружающей вас среде идут ежеминутно. Уследить за этими процессами невозможно, поэтому необходимо внимательно и спокойно прислушаться к себе и к своим истинным здоровым потребностям.

Как же отличить вредные привычки в зависимости от здоровых потребностей? Большинство вредных привычек хорошо известно: алкоголь, табак, наркотики, лекарственная зависимость. Из пищевых вредных привычек наиболее распространено избыточное потребление сладкого и соленого. Почему? Во-первых, соль и сахар – это хорошие консерванты. Продукты с обилием соли или сахара хорошо хранятся, дешевы, доступны и удобны, как для продавцов, так и для потребителей. Если вы не задумываетесь о том, что и как вы едите, лишь бы побыстрее и попроще, то, скорее всего, вы злоупотребляете сладким и соленым. Возникает пищевая зависимость от сладкого или соленого и тогда человек чувствует непреодолимую потребность в такой пище и не может без нее обходиться. Это обычно свидетельствует о том, что питание человека не сбалансировано: либо организму не хватает каких-то витаминов или минералов, либо пропорция жиров, белков и углеводов, потребляемая в пищу, не соответствует типу его метаболизма (обмена веществ).

Когда вы пытаетесь придерживаться разработанной кем-то диетой, то скорее всего, она вам не подойдет, либо частично, либо полностью, так как у каждого человека свои уникальные потребности, которые не под какую теорию подогнать невозможно. Поэтому ваш организм будет испытывать дополнительный стресс, «думать», что настали тяжелые голодные времена и начнет работать в режиме «военного времени»: увеличит аппетит, снизит расход энергии, и будет откладывать жир про запас при любой возможности.

Результат такого режима понятен: увеличение веса, ухудшение самочувствия и разочарование в очередной диете. Идти путем модных диет и чудо-таблеток для похудения бесполезно и вредно. В лучшем случае вы добьетесь кратковременного успеха, а потом весь ваш вес и все проблемы вернутся. Биологию организма грубым и искусственным принуждением надолго не обманешь. Что же делать?

Сначала нужно по возможности преодолеть вредные привычки. Перестать постоянно жевать жвачку, есть сладкое, попкорн и мелкие закуски. Постоянное жевание стимулирует выработку желудочного сока и повышает аппетит. Дайте же передышку вашему желудку, он тоже должен отдыхать. По возможности исключите из своего рациона белый сахар, белую муку, гидрогенированные жиры, консервы, кондитерские изделия, искусственные и сильно переработанные продукты, всякие чудеса науки, химии и технологии.

Старайтесь питаться натуральными свежими продуктами, сырыми, квашенными или минимально подверженными кулинарной обработке. И после того, как вы перейдете на натуральные продукты, внимательно прислушайтесь к себе. Ваш внутренний голос вам подскажет что, когда и сколько есть. Чем прочнее привычка слушать себя, тем безошибочнее вы будете знать, что вам нужно. Пока внутренний голос еще слаб, имеет смысл ознакомиться с основными принципами здорового питания.

Первое. Стоит ли повторить, что есть нужно медленно, не отвлекаясь, с удовольствием и сосредоточив все внимание на еде? Что жевать нужно долго и тщательно? Почему? Когда вы едите медленно и хорошо жуете, пища частично переваривается уже во рту, под действием слюны, так что задача для желудка облегчается. Кроме этого известно, что сигнал о насыщении поступает в мозг через 20 минут после того, как пища попадает в желудок. Если вы едите быстро, то к тому моменту, когда вы почувствуете сытость, вы съедите слишком много. Сосредоточение на еде даст вам возможность есть медленно, получить от еды максимум удовольствия, услышать реакцию организма на еду и вовремя перестать есть.

Если у вас нет возможности есть медленно, то заранее определите себе умеренную порцию и на этом остановитесь, больше не ешьте в этот прием пищи.

Второе. Имеет большое значение сочетание продуктов во время одного приема пищи. Углеводная пища (сладкое и мучное), а также овощи и салаты перевариваются в щелочной среде тонкого отдела кишечника, не задерживаясь надолго в желудке. Белковая пища (мясо, рыба, сыр, сметана) переваривается в кислой среде желудка, где находится достаточно долго. Если вы съели белки и углеводы вместе или углеводы после белков, то углеводная пища задерживается в желудке в кислой среде, где она не переваривается, а сбраживается, что вызывает изжогу, газы и несварение желудка.

Так что главное правило таково: сначала ешьте углеводную пищу, а затем белковую. Если еда заканчивается белками, то вся образовавшаяся в желудке кислота будет использована по назначению для расщепления белков и не вызовет никаких неприятных ощущений.

Существует еще ряд правил сочетаний продуктов, с ними легко ознакомиться в специальной литературе, посвященной правильному питанию.

Третье. Имеет смысл определить тип вашего метаболизма, который определяется генетическими факторами. Иногда он называется типом телосложения. От него зависит, какому типу продуктов вы должны отдавать предпочтение. Например, допустим, что у вас белковый тип метаболизма. Тогда вы должны есть много белковой пищи, жиров и соответственно потреблять очень мало углеводной пищи и алкоголя; быть вегетарианцем вредно для вашего здоровья.

Если же у вас углеводный тип метаболизма, то все наоборот. Вам надо мало белков и много углеводов, алкоголь вам менее вреден; вы можете спокойно быть вегетарианцем. Но чистое вегетарианство я отрицаю полностью. Подробности можно найти в специальной литературе. Одна из лучших книг на английском языке – «The Metabolic Typing Diet» by William L. Wolcott and Trish Fahey.

Четвертое. Потребности вашего организма в еде и питье постоянно меняются в зависимости от возраста, времени года и суток, интенсивности работы, простудных заболеваний и бесчисленного количества других факторов. Будьте к этому всегда готовы и по возможности следуйте этим потребностям, какими бы странными и неожиданными они не оказались. Не бойтесь ошибиться – организм вам подскажет.

Если вы научитесь правильно питаться в соответствии с потребностями вашего организма, то, даже не делая больше ничего для поддержания здоровья, вы сможете добиться потрясающих результатов.

Растяжение грудного отдела позвоночника на валиках

Переходим к физическим упражнениям для поддержания и стабилизации достигнутых в ходе лечения результатов.

Растяжение грудного отдела позвоночника на валиках различного диаметра. В ходе проведенного лечения мы укрепили скелетные мышцы спины. Скелетные мышцы стали упругими и эластичными, они растянули позвонки, поставили их на место и стабильно удерживают их в правильном положении. Мы освободили сегменты и нервные узлы от шлаков и солей. Благодаря стимуляции, манипуляции и растяжкам, шлаки и соли посредством крови вывелись из организма. Теперь мы должны стабилизировать достигнутые успехи.

Грудной отдел позвоночника имеет свою специфику, благодаря грудной клетке. Укрепление наружных мышц мало помогает грудному отделу позвоночника. Даже при провисании на руках, при котором позвоночник растягивается, основное растяжение идет в поясничном отделе. Грудной отдел при этом контролируется широчайшими мышцами спины и растягивается мало. Не происходит одновременного напряжения мышц спины и расслабления позвоночника.

Как же добиться растяжения грудного отдела позвоночника? Эта процедура необходима для поддержания нормального кровообращения в скелетных мышцах и самих позвонках. Насколько мне известно, самым распространенным способом такого растяжения является раскачивание на большом резиновом мяче, в положении лежа на спине и прогибаясь назад.

Такие мячи широко распространены в спортивных клубах и реабилитационных центрах. Упражнение хорошее, но имеет два недостатка. Первый – неполное расслабление мышц спины. Некоторые группы мышц продолжают работать, удерживая вес и баланс тела. Второй недостаток – идет усиленная нагрузка на позвоночник по всей длине и требование хорошей координации движений достаточно высоки. Для ослабленных и пожилых людей такая нагрузка не приемлема. Да и держать такой большой мяч дома часто не удобно, занимает много места.

Другой распространенный метод – это дыхательные упражнения. Эффективность этих упражнений повышается, когда они выполняются лежа на спине с расслаблением. Но они не позволяют делать растяжение позвоночника, так как при дыхании работают в основном межреберные мышцы.

Так что наиболее удобным и практичным методом растя-

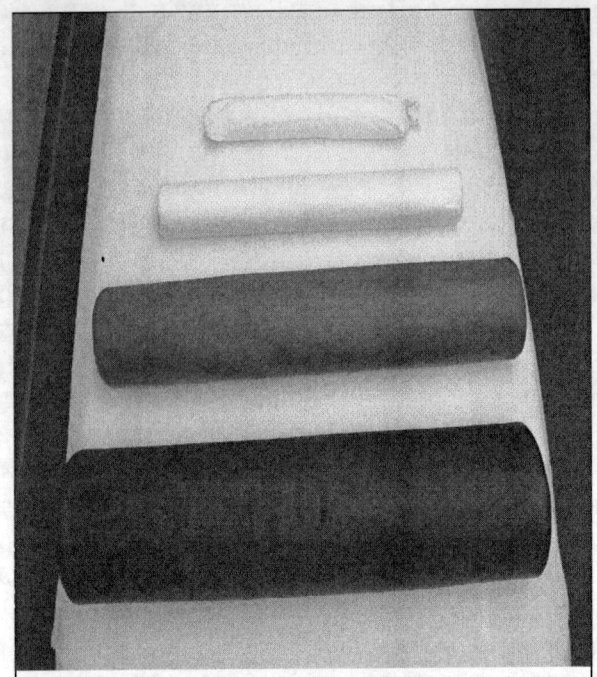

Валики, применяемые для растяжения разных отделов позвоночника

жения позвоночника можно считать растяжения на валиках. Идея этого метода очень проста. Самое лучшее растяжение происходит при полном расслаблении, т.е. когда человек лежит. И если он лежит спиной на валике, то мы достигаем хорошего правильного растяжения.

В зависимости от диаметра валика можно подвергнуть растяжению любой участок позвоночника. Что очень важно, вреда от такой растяжки никакого. И нагрузку легко контролировать по времени. Перегрузки не нужны, при появлении боли или дискомфорта растяжку следует прекратить. Польза от этой простой процедуры очень велика, достаточно проводить ее один-два раза в неделю для достижения устойчивых результатов на длительное время.

Однако хочу обратить внимание на то, что растяжки нельзя делать, не подготовив позвоночник! Растяжки

можно проводить только после очищения позвоночника от солей и восстановления скелетных мышц! Образно говоря, больной позвоночник напоминает сухую палку. Если ее попытаться согнуть, она может сломаться или дать трещину. Если же эту палку оживить и напитать соками, то она будет гнуться без труда. Не забывайте об этом и будьте очень осторожны в применении моих рекомендаций.

Еще несколько важных деталей. Перед растяжением необходимо разогреть позвоночник либо упражнениями (наклоны, повороты и т.д.), либо ванной, либо под горячим душем. Это улучшает кровообращение и гибкость. Растяжение проводите на твердой поверхности: на карпете, на коврике, на полу и передвигайте валик снизу вверх. Не надо кататься на валике. Нужно его подложить под выбранный участок и максимально расслабиться.

Время растяжения одного участка варьируется по самочувствию, но не должно превышать <u>одной минуты.</u> Растяжение, таким образом, можно проводить от крестца до шеи. Для растяжения шейного отдела позвоночника нужны валики большого диаметра. При значительных нагрузках на позвоночник растяжение можно проводить чаще, чем один-два раза в неделю. Делать их желательно вечером, перед сном. Это общие рекомендации. Они, конечно, могут быть скорректированы в соответствии со спецификой вашего организма и образа жизни.

Подведем итоги. **Что же дает растяжение на валиках?** Оно позволяет увеличить расстояние между позвонками, что решает проблемы с ущемлением нерва и грыжей диска. Оно восстанавливает кровообращение в самих позвонках, улучшает костную ткань и замедляет процессы остеопороза. Снимки, сделанные до проведения лечения и по прошествии года после лечения, отчетливо показывают, что костная ткань позвонков восстанавливается. Человеку возвращается гибкость, боль исчезает и не появляется вновь, так как причины боли устранены. Естественно, в зависимости от возраста человека, долговременности болезни и количества лекарств, которое он принимает, скорость восстановления сильно варьируется. У молодых и сравнительно здоровых людей лечение проходит значительно быстрее. Однако практика показывает, что процессы восстановления идут успешно даже в 90 летнем возрасте.

Внимательно следуя рекомендациям, изложенных выше, вы можете самостоятельно научиться восстанавливать себя и поддерживать хороший уровень здоровья. Можно найти много дополнительной литературы или обратиться к врачу, специализирующемуся на восстановительной медицине. Только не ходите к тем врачам, которые будут предлагать вам избавиться от боли с помощью таблеток или электронных приборов. Таких врачей пока еще большинство и они не обучены тому, чтобы правильно понимать и лечить причины болей.

Случаи из лечебной практики

Перехожу к описанию двух интересных и сложных случаев из моей практики. Привожу выдержки из истории болезни пациентов, опуская конфиденциальную информацию.

История первая

Ицхак Н., возраст 76 лет, обратился ко мне за лечением в марте 1995 года со следующими жалобами. Боли в пояснично-крестцовом отделе позвоночника. Чувство онемения, «ватности» в ногах. Зажатость, тяжесть и спазмы в шейном отделе позвоночника. Онемение обоих рук, головокружение и нарушение координации движений. И самое главное от чего Ицхак хотел избавиться – это от изнуряющей, давящей боли в сердце, от чувства сдавливания в грудной клетке и трудности с дыханием.

Неоднократные проверки у кардиологов никаких причин болезни не выявили. Лечение новейшими препаратами облегчения не приносило. Кардиологи от него отмахивались, так как все их тесты с нагрузками и изотопами, проблем с сосудами и сердцем не выявляли. «Такое у меня сложилось ощущение, что они мне просто не верят. Как будто я симулянт какой», – с обидой говорил мне Ицхак. Таблетки никак не облегчили боли в сердце, но привели к тому, что у него начались головные боли, потому что таблетки были сосудорасширяющими. В течении шести лет доза выросла от 1 до 6 таблеток, но улучшения не наблюдалось.

Ицхак пришел ко мне по рекомендации соседки, проходившей у меня лечение. На серьезные положительные результаты Ицхак не рассчитывал, но все же решил попробовать. Осмотр показал зашлакованность всего позвоночника. Не было места на его теле, которое не отзывалось бы болью при пальцевой проверке. Было установлено ущемление нерва сердечной мышцы в грудном отделе позвоночника. Срочно сделали рентгеновский снимок, который подтвердил мои предположения: сужение межпозвонкового расстояния, солевые шипы на остевых отростках позвонков, сильная зашлакованность позвоночника, деформация трех позвонков, остеопороз.

Лечение начали с постепенного очищения позвоночника от солей. Ввиду обостренного и запущенного состояния сеансы проводились ежедневно. Учитывая привыкание организма к приему таблеток, решили их не отменять сразу, но по мере ослабления болей уменьшать их дозу и увеличивать интервал между приемами таблеток от 6 до 12 часов.

Первая неделя ежедневных сеансов лечения позволило снизить дозу таблеток с 6 до 4 штук и увеличить интервал с 6 до 10 часов. На второй недели перешли к четырем сеансам в неделю. Еще через две недели доза таблеток снизилась до 2 штук в сутки. К концу четвертой недели боли в сердце ушли. Ицхак полностью перестал принимать таблетки, к работе над грудным отделом позвоночника, мы подключили шейный отдел и руки, и перешли на три сеанса в неделю. К концу шестой недели лечения грудной и шейной зон позвоночника, его функции в этих зонах восстановились. Ицхак приступил к специальным упражнениям по укреплению мускулатуры, начал ходить в спортивный клуб, плавать и работать на тренажерах. И мы приступили к лечению поясницы и ног.

К концу восьмой недели Ицхак захотел иметь красивые мышцы и попросил показать ему упражнения для развития мускулов. Он уже мог плавать по 40 минут и чувствовал себя хорошо. Постоянных болей нигде не ощущал, появились блуждающие кратковременные боли, которые сильно не беспокоили. Было решено сделать месячный перерыв в лечении для отдыха и восстановления. После двух месяцев напряженного лечения Ицхак чувствовал себя усталым человеком.

После месячного перерыва выраженных болей не было, только в грудном отделе и пояснице Ицхак чувствовал тяжесть и дискомфорт. Достаточно было 6 сеансов в течение двух недель, чтобы убрать оставшиеся отклонения. По окончании лечения, я сам с трудом верил тому, как Ицхак изменился. Тщательно проверяя его, я не мог найти ни одной болевой точки на его теле. История болезни Ицхака документально зафиксирована. Он сейчас жив и здоров, живет в Израиле и может подтвердить эту историю.

Природа наградила нас удивительно мощными механизмами восстановления. Если правильно ими воспользоваться, то можно добиться потрясающих результатов.

История вторая

Анна Б., возраст 67 лет, проживает в США более двадцати лет. Как и большинство эмигрантов, она много и тяжело работала. Имела ряд отклонений в здоровье, прежде всего, остеохондроз. Более десяти лет страдала от болей в спине. Боль протягивалась вдоль позвоночника: от шеи и почти до поясницы. Больше всего пугало чувство сдавленности в грудной клетке и частые тупые гнетущие боли в сердце. Ощущала жжение между лопатками. Обращалась к кардиологам, прошла различные виды проверок, включая тесты при физических нагрузках и запись сердца в течение 24 часов. Проблем с кровеносными сосудами и работой сердца не обнаружили. Прописанные таблетки облегчения не приносили, только появились тяжелые головные боли. Хождения по врачам в течение нескольких лет никакого результата не давали, да и врачи стали смотреть на нее, как на притворщицу, что очень раздражало и обижало ее. Анна потеряла всякую надежду на какое-то облегчение и тем более выздоровление. Большинство врачей говорили ей, что это возрастные явления и что ничего нельзя сделать. Ко мне пришла по объявлению в газете.

При внимательном опросе и диагностике руками установили, что причина жалоб – поражение солями и шлаками грудного отдела позвоночника. Из-за этого начал развиваться остеохондроз. Дистрофия скелетных мышц и мышц спины привели к сутулости и ущемлению нерва сердечной мышцы. Именно из-за этого болело сердце. Межреберная мускулатура также была ослаблена и зашлакована, из-за этого боли шли от лопаточной зоны, охватывая и сдавливая ребра и вызывая трудности с дыханием.

Были сделаны снимки грудного отдела позвоночника. Они показали максимальное сближение позвонков и солевые шипы на остевых отростках позвонков. Грудной отдел позвоночника был настолько забит солями, что напоминал согнутую сухую палку. Отсутствие достаточного кровоснабжения привело к дистрофии скелетных мышц и потере позвонками кальция. Позвонки стали рыхлыми, изменилась их форма и структура. Потребление чистого кальция в виде таблеток к положительным результатам не приводило, так как кальций не мог попасть в костную ткань из-за отсутствия кровотока.

Начали лечение в 2001 году с очень осторожной, в основном для улучшения кровообращения, проработки нервных узлов и скелетных мышц. Усиление болей не было. Наоборот, после массажа появлялась легкость и приятная усталость. После 8 сеансов Анна почувствовала освобождение позвоночника от зажатости, стало легче дышать, боли в сердце ослабли. Анна перестала принимать лекарства для поддержки работы сердца.

После 12 сеансов мы начали проводить растяжки, они были безболезненными. Анна говорила, что растяжки напомнили ей потягивания в юности. Страх и боли в сердце прошли окончательно, и наладился хороший сон. Я рекомендовал ей спать на правильной постели. Самочувствие и настроение у Анны неуклонно улучшались. Появилась энергия, улучшился аппетит, она стала больше гулять, и вернулось желание радоваться жизни.

Во время первого курса лечения было проведено 20 сеансов. Анна немного устала. Решили сделать перерыв и осмотр через два месяца. Было рекомендовано продолжать растяжки позвоночника в домашних условиях.

Через два месяца Анна чувствовала себя хорошо, и дополнительных сеансов не понадобилось. Анна ко мне пришла снова через два года. Больших проблем у нее не было. Она занималась в спортивном клубе, плавала и вела активную жизнь. Но появилась тяжесть и чувство дискомфорта между лопатками. Сделали рентген, на котором хорошо было видно, что восстановился зазор между позвонками, исчезли солевые отложения на остевых отростках. Развитие остеохондроза прекратилось, хотя он был в очень запущенном состоянии. Форма позвонков пришла в норму, следовательно, произошло восстановление костной ткани. Провели второй курс лечения – 10 сеансов. Дискомфорт между лопатками ушел, и на последних нескольких сеансах мы разрабатывали плечевой и шейный отделы позвоночника.

Таким образом, в результате двух курсов лечения без применения лекарств, Анна превратилась из инвалида в активного здорового человека, несмотря на то, что годы прибавились. Она с трудом могла поверить в свое возрождение. Если она будет выполнять мои рекомендации по поддержанию своего здоровья, то в следующий раз придет ко мне за помощью не так скоро.

Эти два случая из моей практики очень наглядно демонстрируют, что можно жить и не болеть. Не болеть и радоваться жизни!

В заключение этого раздела я бы хотел отметить следующее. Далеко не все боли в сердце и грудной клетке связаны с проблемами позвоночника. Но вы должны знать, что если кардиологи проблем с сердцем и сосудами не находят, то следующий этап – это проверка иннервации и состояния позвоночника. И не слушайте тех врачей, которые вам скажут, прочитав эту книгу, что это ерунда. Болит не у них, а у вас. Берите инициативу в свои руки.

Настоятельно рекомендую вам не ограничиваться общепринятыми официальными методами лечения. Подход к лечению в современной научной медицине, при котором человек разделен на составные части как механический робот, в корне противоречит биологии и природе, где все очень тонко взаимосвязано и взаимозависимо. В современной медицине существует множество узких специалистов, каждый пытается лечить заболевания только своего направления, только «свой» орган в отдельности, что часто невозможно, потому что причина болезни может находиться совсем в другом месте. И такое лечение не только не ведет к выздоровлению, но и вредит другим органам и системам организма.

Лечение с помощью таблеток – это в большинстве случаев обман и насилие над природой человека. Это облегчение симптомов болезни с вредными побочными эффектами, не затрагивающее причин болезни и не ведущее к выздоровлению. Посмотрите на среднего американца. Примерно с 50 лет или раньше он начинает принимать таблетки и принимает их все в большем количестве до конца жизни, так что к 70 годам они почти заменяют ему еду. Продолжительность жизни увеличилась, но каково качество этих дополнительных лет? Это не жизнь, а прозябание в искаженном лекарственном мире. Естественно, такое прозябание очень выгодно для медицинской и особенно для фармацевтической промышленности. Им не нужны здоровые люди, им нужны умеренно больные люди, живущие долго и полностью зависящие от множества лекарств. Так что они делают все возможное и невозможное, чтобы такой образ жизни и мышление сохранялись и укреплялись.

Каждый год, если не каждый месяц, выпускаются новые лекарственные препараты, их сегодня многие сотни. Они изобретают несуществующие болезни и диагнозы, чтобы под них продать очередной, новейший препарат. Не давайте им себя обманывать, им невыгодно, чтобы вы были здоровы.

Существует много альтернативных, традиционных и незаслуженно забытых способов лечения и оздоровления. Они часто гораздо безопаснее, дешевле и эффективнее методов современной официальной медицины. Посмотрите по сторонам, почитайте литературу, поговорите с людьми, думайте сами за себя и найдите то, что вам подходит.

Радикулитные боли

Рассмотрим тему радикулитных болей.

Страдающего радикулитом можно узнать по напряженной походке с характерным заваливанием на один бок, угрюмому выражению лица и полным страдания глазам. Постоянные боли провоцируют развитие невроза. Печальную картину развития болезни завершают неприятности на работе и в личной жизни. Лечение этого заболевания может быть весьма продолжительным, так как болезнь часто обостряется и принимает хроническую форму.

Итак, что следует знать об этом заболевании? Какие отделы позвоночника могут поражаться, и каковы симптомы заболевания? Какие методы лечения предпочтительнее при пояснично-крестцовом радикулите?

Радикулит – корешковый синдром (от лат. radicula – корешок) – наиболее распространенное заболевание периферической нервной системы, при котором поражаются пучки нервных волокон, отходящие от спинного мозга, так называемые корешки спинного мозга (Мед. словарь терминов).

Радикулит проявляется резкими, жгучими болями в шее, в верхних и нижних конечностях, грудной клетке, пояснице.

В зависимости от места поражения корешков различают:
- верхний шейный радикулит;
- шейно-плечевой радикулит;
- грудной радикулит;

• пояснично-крестцовый радикулит.

Симптомы при *шейном радикулите*: боль локализуется в области затылка и шеи, усиливается при поворотах головы и кашле. Возникает защитная рефлекторная поза головы с наклоном назад. При шейном радикулите на почве остеохондроза, спондилёза и т.п. корешковые боли могут сочетаться с головокружением, нарушением слуха, пошатыванием при ходьбе и другими признаками недостаточности кровоснабжения головного мозга.

При *шейно-плечевом радикулите* интенсивная боль, часто стреляющего характера, локализуется в области шеи, плечевого пояса, в руках, резко усиливается при движениях руками, а также при кашле, повороте и наклоне головы. Возникает ощущение онемения, жжения, передающиеся в мышцы и связки локтя и кисти.

Поражение грудного отдела позвоночника встречается довольно редко. Однако если это происходит, то поражаются средние и нижние грудные корешки. Симптомы при *грудном радикулите*: приступообразная, опоясывающая боль по ходу межрёберных нервов, которая усиливается при движении или глубоком вдохе и может переходить в лопаточную область и руки.

Пояснично-крестцовый радикулит (поражение поясничных и крестцовых корешков) встречается наиболее часто. Симптомы: боли разнообразного характера ло-

На рисунке показан выход нервных тяжей из центрального ствола позвоночника в пояснично-крестцовом отделе

кализуются в пояснично-крестцовой об-ласти по ходу седалищного нерва и усиливаются при движениях, ходьбе, наклонах туловища.

Как мы видим, от радикулитных болей могут страдать практически все участки позвоночника. Однако я хотел бы рассмотреть более детально пояснично-крестцовый отдел позвоночника.

Возникновение болей в этом отделе происходит от поражения пучков нервных волокон, отходящих от спинного мозга, их еще называют корешками спинного мозга. Из корешков крестцового отдела формируется седалищный нерв. При поражении радикулитом поясничного отдела, боли локализуются в нижней части позвоночника L-4,5 и крестце. Потом они распространяются по ходу седалищного нерва, уходят в область ягодиц, опускаются в головку бедра, нисходят в колено и ниже – в голень и пятки. При этом больной ощущает похолодание ноги, онемение в некоторых ее участках. Мышцы больной ноги теряют тонус, болят, в дальнейшем могут даже атрофироваться. Боли усиливаются при наклонах, поднятии тяжестей, резких поворотах, долгом сидении или стоянии.

Причин возникновения поясничного радикулита довольно много. Это могут быть различные травмы, ушибы копчика или крестца, автомобильные аварии, спортивные травмы, неправильное поднятие и переноска тяжестей. И очень распространенная причина – переохлаждение тела – долгое нахождение в холодной воде, сидение на непрогретом песке или земле. Исключительно опасны сквозняки в жаркое время года.

Как в России, так и в странах бывшего СНГ, проблема поясничного радикулита стоит намного острее, чем в Америке. Причина – в образе жизни и условиях существования. Перегрузки при работе на дачных участках, пользование общественным транспортом с тяжелыми сумками, переохлаждение при активном отдыхе (рыбалке, охоте, сборе грибов), дикий туризм (другого вида туризма практически нет). И если сюда прибавить резкие климатические перепады, то все это и способствует развитию заболевания. Перечисленные выше условия быта и отдыха в Америке находятся на более высоком уровне. Поэтому проблем с радикулитом здесь значительно меньше, чем в России. Тем не менее, к нам в Центр обращаются пациенты, имеющие поясничный радикулит и наша задача – установить причину, стадию заболевания (острая или хроническая) и подобрать правильное лечение. Я хотел бы рассмотреть 3 подхода к лечению поясничного радикулита.

Первый подход к лечению я бы назвал медикаментозным. Заключается он в следующем: при возникновении острых болей в поясничной области назначаются обезболивающие лекарства или уколы. Это убирает ощущение боли, но пораженному нерву практически не помогает. Блокада боли, т.е. укол в пораженный нерв также убирает чувство боли, но проблемы не решает. При таком лечении радикулит переходит в хроническое состояние, происходит отек корешков нервов с последующим отложением солей в этих участках. При хроническом заболевании радикулитные боли могут появляться периодически в зависимости от изменения времени года – лето-зима или при переохлаждении пораженного отдела.

Второй подход к лечению я бы назвал народным. Заключается он в применении различных тепловых процедур – от банальной грелки до всенародно любимых чугунных сковородок и кирпичей. Сюда можно отнести и применение электропроцедур. Такой подход к лечению намного эффективнее, чем первый, но все равно не достаточен. В этом случае отека корешков нервов можно избежать, но остаточные явления в самих нервных волокнах могут привести к хроническому заболеванию. При втором методе лечения активно применяются физические нагрузки. И если они подбираются индивидуально и дозировано специалистом, то несут только положительный эффект.

Третий подход к лечению я называю комплексным – это активное восстановление корешков нервов за счет специфической методики, применяемой в нашем Центре. Здесь применяются специальные мази, тепловые процедуры и активная стимуляция нервных волокон при помощи биоэнергетического воздействия кончиками пальцев рук специалиста. В этом случае отечность корешков нервов убирается, улучшается пульсация крови и нервные волокна восстанавливаются. Если прибавить к этому лечению обязательные физические упражнения по укреплению покровных мышц, то эффективность такого метода очень высока. Главное, что такая методика лечения не позволяет радикулиту переходить в хроническое состояние.

Радикулит пояснично-крестцового отдела – достаточно серьезное заболевание, поэтому и подход к лечению должен быть серьезным. Я познакомил вас с различными подходами к лечению, и какой из них вы выберите для себя, решать, конечно, вам. В любом случае не занимайтесь самолечением, обратитесь к специалисту и пройдите необходимое обследование.

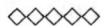

ЧАСТЬ 5

ВОССТАНОВЛЕНИЕ ФУНКЦИЙ ПОРАЖЕННЫХ НЕРВНЫХ ВОЛОКОН

Из пятой части вы узнаете:

♦   Как же устроена наша нервная система?
♦   Почему нервные волокна должны быть здоровыми?
♦   Как происходит восстановление функций пораженных нервных волокон?

Существует такое мнение: все болезни от нервов! Можно согласиться, что большинство болезней именно от нервов, но давайте все-таки оставим кое-что на долю генетики, экологии, вирусов и т.д. В принципе, не важно – болезни «от нервов» или «всевозможные нервы от болезней», главное, что жизненно важные функции нашего организма, равно как и вся наша деятельность, зависят от нормального состояния нашей нервной системы.

Нервная система – одна из систем организма, позволяющая осуществлять индивидуальное приспособление к условиям внешней среды и регуляцию функционирования отдельных органов и тканей.

Как устроена наша нервная система?

Нервная система едина, но условно ее делят на части. Имеется две классификации: по топографическому принципу, т.е. по месту расположения нервной системы в организме человека, и по функциональному принципу, т. е. по областям ее иннервации (Innervation – связь нервных волокон с каким-либо органом или частью тела).

По топографическому принципу нервную систему делят на центральную и периферическую. К центральной нервной системе относят головной мозг и спинной мозг, а к периферической – нервы, отходящие от головного мозга (12 пар черепных нервов), и нервы, отходящие от спинного мозга (31 пара спинномозговых нервов).

По функциональному принципу нервная система делится на соматическую и вегетативную (автономную).

Соматическая нервная система («сома» в переводе с латинского – тело) обеспечивает чувствительную иннервацию всего тела: регулирует работу кожных рецепторов, покровных и скелетных мышц, сухожилий. Она содержит чувствительные волокна, которые передают импульс от мелких нервных образований, и двигательные волокна, которые производят само сокращение мышц, связок и даже сосудов.

Вегетативная нервная система («вегетативус» в переводе с латинского – растительный) отвечает за бессознательный и непроизвольный контроль над функциями внутренних органов (дыхание, сердцебиение и т.д.), регулирует деятельность желез внутренней и внешней секреции, кровеносных и лимфатических сосудов и отчасти мускулатуры.

В свою очередь вегетативная нервная система подразделяется на два отдела: *симпатический* и *парасимпатический*, которые на многие процессы в организме оказывают прямо противоположное действие. Симпатический отдел способствует активации многих функций организма в условиях, требующих от человека напряжения сил и повышенного расхода энергии: усиливает обмен веществ, увеличивает кровоснабжение головного мозга, расширяет бронхи и зрачки, усиливает потоотделение и сердцебиение, поднимает кровяное давление путем сжатия артерий.

Парасимпатический отдел вегетативной нервной системы автоматически включается тогда, когда необходимо успокоиться и восстановить затраченные энергетические ресурсы: уменьшает обмен веществ, уменьшает частоту и силу сердечных сокращений, понижает кровяное давление.

С некоторой долей условности можно сказать, что в дневные часы, когда люди активны, преобладает деятельность симпатического отдела, а в ночные, отводимые отдыху – парасимпатического. Несмотря на то, что два отдела вегетативной нервной системы действуют антагонистически, они не мешают друг другу и создают гармоничную целостность работы всего нашего организма на оптимальном уровне.

Почему нервные волокна должны быть здоровыми?

Поскольку нервная система состоит из различных нервных волокон: чувствительных, двигательных и вегетативных, я хотел бы коснуться темы о специфике их лечения.

Итак, то, что в каждой клеточке нашего организма име-

Здоровое состояние всего организма человека зависит от здорового состояния позвоночника

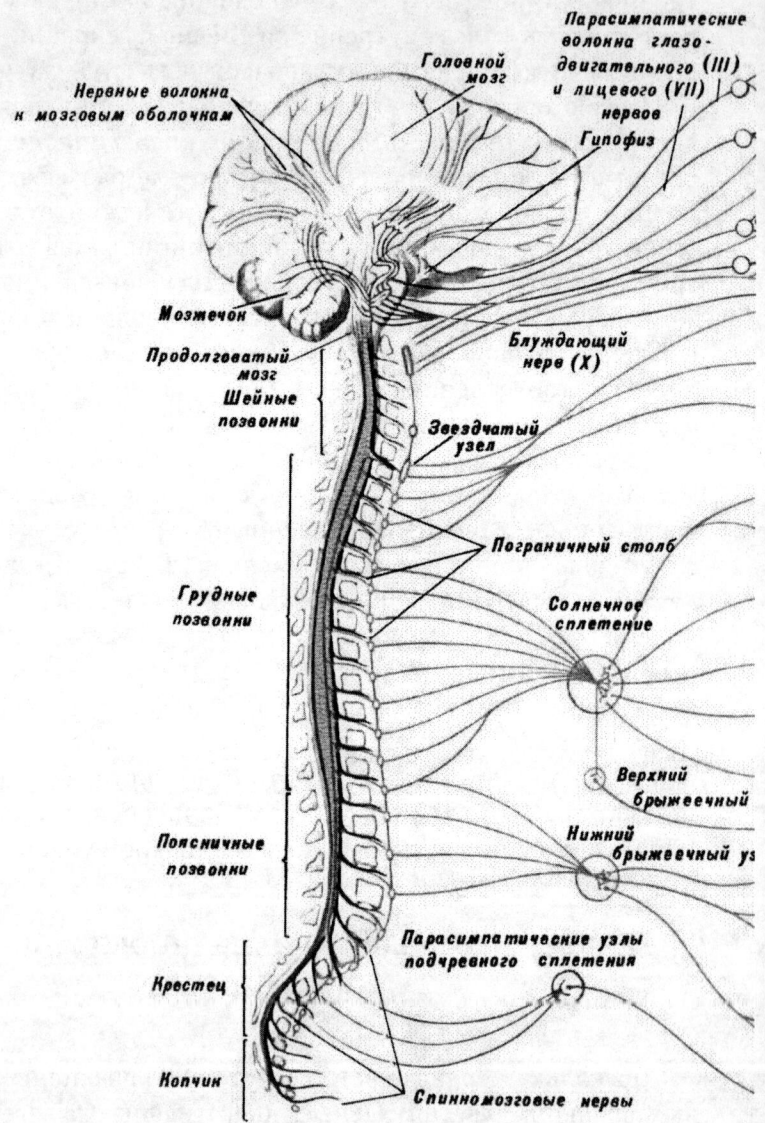

Нервная система человека. Головной мозг, спинной мозг и веге

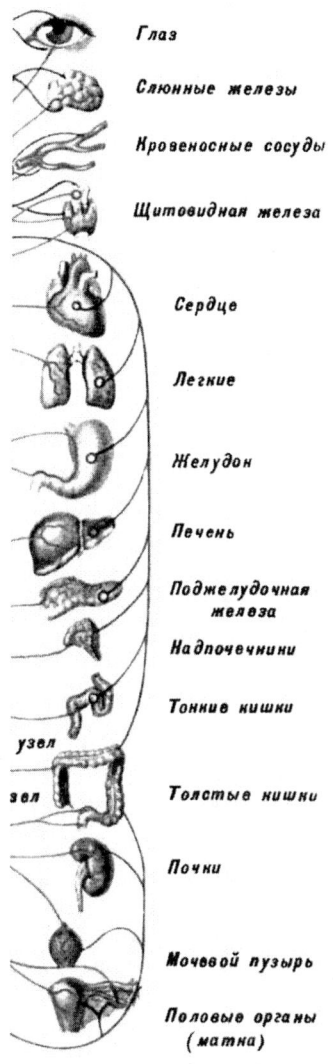

Глаз

Слюнные железы

Кровеносные сосуды

Щитовидная железа

Сердце

Легкие

Желудок

Печень

Поджелудочная железа

Надпочечники

Тонкие кишки

узел

зел

Толстые кишки

Почки

Мочевой пузырь

Половые органы (матка)

тативная нервная система

ются корешки нервов, знают все. И только нервные волокна передают нам те или иные ощущения. Конечно, при поражении нервных волокон наши ощущения существенно изменяются. Например, причиной жалоб на ощущения холода, тепла или онемения в ногах при их температуре, соответствующей нормальной температуре тела, могут стать искаженные сигналы, передаваемые пораженным нервом. Таким образом, в зависимости от причины поражения нервного волокна, нам передается неправильная информация, и мы получаем искаженные ощущения, в соответствии с которыми, многие из нас начинают проводить «лечебные мероприятия». Ощущаем холод в ногах, значит необходимо их согреть. Ощущаем онемение в ногах, следовательно, их надо растереть и т.д. Однако, такой подход к «лечению» ни к чему не приводит. Воздействуя на мышцы и сосуды, мы не убираем причину искаженных ощущений. Поэтому, в данном случае, правильным подходом к лечению будет устранение причины и восстановление утраченных функций пораженных нервных волокон (улучшение их проводимости) с помощью специальных методик.

Еще раз подчеркиваю – иметь здоровые нервные волокна очень важно! По нервным волокнам идет иннервация всех внутренних органов, всего тела, и если происходит нарушение иннервации – возникают различные заболевания.

Известно, информация от органов и тканей поступает по чувствительным нервным волокнам через спинной мозг в головной мозг. В нем происходит анализ полученной информации, принимается то или иное решение и формируется команда на исполнение – нервный импульс. После этого, уже в обратном порядке, импульс возвращается по нервным двигательным волокнам к тканям, которые выполняют какое-либо действие, например, сокращение мышцы. Наш организм начинает реагировать на сложившуюся ситуацию. Например, если имеются проблемы в позвоночнике, то вся система передачи информации в головной мозг и обратно к тканям будет работать неправильно, что естественно, приведет к возникновению проблем в других органах человеческого организма, как внешних, так и внутренних. Поэтому становится понятным, насколько важно иметь здоровый позвоночник, выставленный и откорректированный по проводимости нервных импульсов.

Благополучие центральной нервной системы, укрытой костным бронирующим устройством черепа и позвоночника – обязательное условие здоровья человека!

Как происходит восстановление функций пораженных нервных волокон?

К сожалению, практика показывает, что специфическому лечению пораженных нервных волокон уделяется очень мало внимания. Поэтому данная проблема остается по-прежнему актуальной. Каковы же причины поражения нервных волокон? Их очень много, но наиболее часто встречающаяся причина – это поражение их кальцием, в народе называют отложением солей. В чем причина отложения солей? Основная причина заключается в физических и нервно-психических перегрузках. Как правило, соли кальция накапливаются постепенно и переходят в хроническую форму заболевания. Не вдаваясь в нюансы, мы должны знать, что поражения солями кальция нервных волокон приводит к проблемам органов, за которые они отвечают. Основа лечения нервных волокон заключается в восстановлении их утраченных функций. Мы не можем изменить структуру нервного волокна, мы можем восстановить его пропускную способность путем освобождения от солей кальция, мешающих ему правильно работать.

Но вы спросите, как это сделать? Отвечу: освобождение нервных волокон от солей кальция происходит в процессе физиотерапии. Отложение солей необходимо разрушить и вывести из организма.

Транспортную функцию в любом организме выполняет кровь. Она путешествует по всему организму, разнося по всем клеткам кислород из легких, питательные вещества из кишечника, а накопленные органами и клетками конечные продукты их жизнедеятельности («шлаки») собирает и помогает вывести из организма.

Как правило, пораженный солями кальция, участок нервных волокон создает сильные болевые ощущения, затрудняя процесс лечения. Рассмотрим различные подходы и методы по восстановлению нервных волокон.

В настоящее время широко используется подход, основанный на применении физиотерапевтических процедур, к которым относятся методы лечения с помощью магнитотерапии, низкочастотных и вакуумных терапий, высокочастотных терапий, электротерапии.

В магнитотерапии применяются аппараты, использующие импульсное магнитное поле. В низкочастотных и вакуумных терапиях применяются аппараты для лечебного воздействия модулированными синусоидальными токами звуковой частоты и диадинамическими токами.

Высокочастотные терапии проводятся с помощью аппаратов: генератора синусоидальных колебаний надтональной частоты с высоковольтным выходом и генератора электромагнитного излучения, позволяющий в терапевтических целях осуществлять дозированное воздействие на пациента электромагнитным полем с частотой 460 МГц.

В электротерапиях применяются аппараты электро-тепло-вибропунктуры, которые обеспечивают поиск акупунктурных точек и электропунктурные воздействия импульсным током, тепловым излучением и вибрацией.

Как видим, перечисленные методы, основанные на работе электроприборов за счет пульсации электрического тока, признаны разрушить соли кальция с последующим их выведением кровяным потоком. Но как показывает практика, электрический импульс, разрушая соли кальция, отключает пучок нервов на участке проведения терапии, заглушая его чувствительность. Если пропадает чувствительность, то все процессы в этом «отключенном» участке замедляются, в том числе замедляется кровоток. Процесс очищения нервных волокон от солей кальция идет неэффективно и не полностью. После проведения физиотерапии электроприборами будет достигнуто лишь временное облегчение, впоследствии сменяемое обострением в виде усиливающихся болей.

Другой физиотерапевтический подход по восстановлению функций нервных волокон основан на применении повышенной энергетики рук специалиста и оригинальной технике выполнения терапии без применения электроприборов.

Мне понадобилось более 12 лет, чтобы разработать методику лечения, позволяющую более эффективно восстанавливать нервные волокна. Разработанная методика включает целый комплекс подготовительных мероприятий, направленных на понижение уровня болевых ощущений, уменьшение отека и застойных явлений, расширение кровеносных сосудов и усиление кровотока в очаге заболевания. Основа лечения заключается в разрушении солевых отложений путем специфической стимуляции пораженных нервных волокон руками специалиста. Разработанная мною оригинальная техника воздействия руками на пораженный участок позволяет полностью очистить его от солей и эффективно восстановить работоспособность нервных волокон.

Из-за недостаточной эффективности электрических приборов в восстановлении утраченных функций нервных волокон мы совершенно отказались от их применения в нашем Центре.

Однако для быстрой и точной постановки диагноза мы используем различные современные диагностические приборы. Правильная и точная диагностика – это 50% успешного лечения! У нас работают специалисты по компьютерной диагностике функционального состояния периферических нервов и напряжения (спазмов) мышц. Также проводится ультразвуковое исследование (УЗИ) – ультрасаунд. В современных условиях УЗИ – это наиболее распространенный метод получения изображения (визуализирующий метод) внутренних органов, сосудов и костно-мышечной системы.

Таким образом, в нашей практике удачно соединены три составляющие эффективного лечения: альтернативные методы лечения, современная диагностика и философия – общий взгляд на человека и его здоровье. Сегодня такой подход к лечению позволяет проводить комплексное лечение пациента, воздействуя на все вовлеченные в патологический процесс органы и системы человеческого организма. Основа нашей терапии – максимально помочь и не навредить!

Все мы хотим быть здоровыми, но зачастую ничего не делаем для этого. Более того, большинство из нас необоснованно перекладывают ответственность за свое здоровье на плечи докторов. Дорогие мои читатели, если мы действительно хотим быть здоровыми, хотим стремиться к активному долголетию, тогда давайте признаем, что за своё здоровье отвечаем именно мы, а не врачи!

Каждый из нас вправе сам решать, какой метод лечения ему выбрать. По сути, различные методы лечения имеют право на существование и применение. Однако моя задача – донести как можно больше точной информации, которая поможет вам найти более эффективные методы вашего выздоровления. Не ждите, что ваши проблемы уйдут сами собой, ищите возможность помочь себе. Выбор остается за вами!

ЧАСТЬ 6

ГРЫЖА МЕЖПОЗВОНОЧНОГО ДИСКА

Из шестой части вы узнаете:

◆ Что представляет собой грыжа межпозвоночного диска?

◆ Каковы симптомы, сигнализирующие о грыже межпозвоночного диска?

◆ Каковы причины ее возникновения?

◆ В чем заключается лечение межпозвоночных грыж?

◆ Какова моя позиция в отношении применения обезболивающих синтетических лекарственных препаратов при имеющейся боли в спине?

◆ Какова роль физических упражнений в профилактике возникновения грыжи межпозвоночного диска?

◆ Какие профилактические мероприятия способствуют эффективному лечению грыжи межпозвоночного диска?

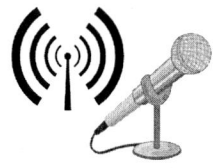 *Выступление на радио «Народная волна». Чикаго.*
Рубрика: «Секреты здоровья»
Тема: Грыжа межпозвоночного диска

Добрый день, уважаемые радиослушатели! Тема моего выступления посвящена обсуждению вопросов, связанных с причинами возникновения, лечением и профилактикой образования грыжи межпозвоночного диска.

Что представляет собой грыжа межпозвоночного диска?

К сожалению, почти каждый человек в той или иной степени сталкивался с болями в спине. Часто основной причиной таких болей является остеохондроз позвоночника - дегенеративное изменение межпозвоночных дисков и его крайнее проявление - грыжа межпозвоночного диска.

Понять механизм образования грыж (выпячивание чего-либо) поможет анатомическое строение межпозвоночного диска. Об этом было написано выше, но я повторюсь. Сам межпозвоночный диск представляет собой упругое студенистое тело с большим содержанием воды, находящееся между двумя соседними позвонками. Вокруг ядра располагается многослойное фиброзное кольцо, которое удерживает ядро в центре и препятствует сдвиганию позвонков в сторону относительно друг друга.

Я часто привожу такой пример: если представить диск в виде шарика наполненного водой и расположенного между двумя слегка вогнутыми твердыми плоскостями, то при сжатии этого шарика плоскостями обязательно произойдет его выпячивание. Роль твердых плоскостей выполняют тела позвонков. Поэтому любое смещение позвонков и сокращение расстояния между ними приводит к сдавливанию межпоз-

137

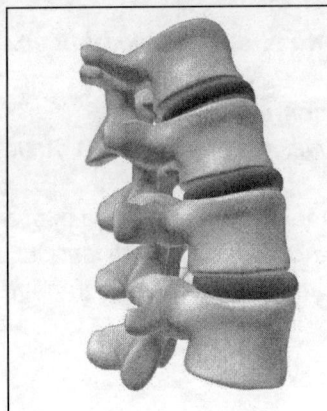

Норма. Здоровое состояние позвонков.

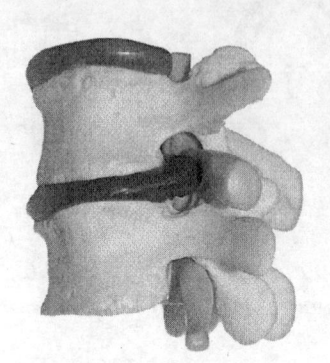

Отклонение от нормы. Сокращение расстояния между позвонками. Предгрыжевое состояние.

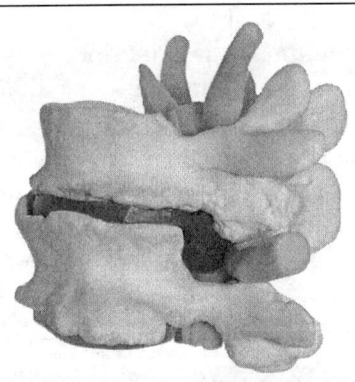

Отклонение от нормы. Деформация и смещение позвонков. Образование межпозвоночной грыжи.

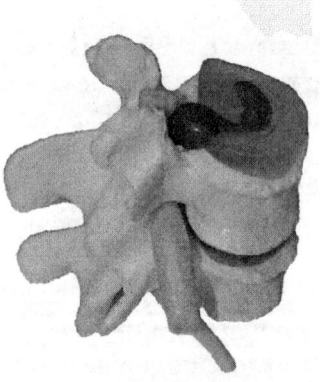

Отклонение от нормы. Изменение структуры диска при его компрессии.

воночного диска - «шарика с водой» и обязательно происходит его выпячивание, т.е. образуется грыжа межпозвоночного диска.

Согласно классификации выделяется межпозвонковая грыжа шейного и грудного отделов позвоночника, а также грыжа пояснично-крестцового отдела позвоночника.

Каковы симптомы, сигнализирующие о грыже межпозвоночного диска?

В таблице 2 приведены симптомы, указывающие на появление грыжи межпозвоночного диска в различных отделах позвоночника.

Таблица 2

Симптомы появления грыжи межпозвоночного диска

Отделы позвоночника	Симптомы
Шейный отдел позвоночника	• Сочетание головных болей с головокружениями и скачками давления. • Онемение пальцев рук. • Боль в плече. • Боль в руке. • Головокружение. • Скачки давления.
Грудной отдел позвоночника	• Сочетание болей в грудном отделе позвоночника со сколиозом или кифозом. • Постоянная боль в грудном отделе у людей при работах в вынужденной неудобной позе (хирурги, сварщики, портнихи и т. д.). *Примечание:* межпозвоночные грыжи грудного отдела позвоночника встречаются редко.
Поясничный отдел позвоночника	• Боль в ноге, которая распространяется чаще по задней и реже по передней и боковой поверхности бедра до стопы. • Онемение пальцев стопы. • Боль в голени или стопе. • Онемение в паховой области. • Постоянная (больше 3-х месяцев) боль в поясничной области.

Каковы причины возникновения грыжи межпозвоночного диска?

Существует множество причин, ведущих к возникновению грыжи межпозвоночного диска – от неправильной осанки и тяжелых физических нагрузок до перенесенных травм, общей неразвитости мышечного корсета, психоэмоциональных перегрузок. Не последнюю роль среди рисков возникновения грыжи межпозвоночного диска играет фактор наследственности.

Я предлагаю среди всех прочих причин возникновения межпозвоночной грыжи выделить основные: травмы позвоночника и хроническое заболевание позвоночника.

К травме позвоночника может привести внезапный резкий удар или усиленное давление на позвоночник. Например, падение с лестницы или прямой удар в область спины. Иногда к травме может привести сгибание или разгибание спины. Кроме того, к травме позвоночника, а именно межпозвоночного диска, может привести постоянное однообразное движение, например, поднятие тяжестей, длительная вибрация или спортивные травмы.

Говоря о хроническом заболевании позвоночника, прежде всего, будем иметь в виду остеохондроз – термин, который объединяет большую группу проблем, при которых происходит развитие дегенеративно-дистрофических нарушений в тканях позвоночника.

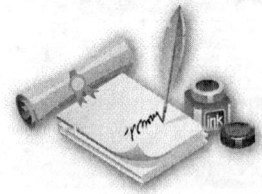

Письмо в редакцию газеты «Новый Свет». Чикаго. 11/02/2004

Здравствуйте, дорогая редакция! Меня зовут Михаил. Я постоянный читатель вашей газеты. В последнее время я стал внимательно следить за рубрикой здоровье, где публи-

куются ответы на вопросы читателей. У меня есть вопрос к специалисту по оригинальной методике восстановления.

Моя проблема – постоянные ноющие боли в спине, которые периодически в каждые два-три месяца становятся невыносимо резкими и острыми. Не помогают даже обезболивающие таблетки, да и начались проблемы с желудком. Уже около двух лет, во время обострений, я хожу к хиропрактору. Он делает какие-то болезненные манипуляции и растяжения, и наступает временное облегчение. Однако посещения хиропрактора становятся все более частыми, эффект все более недолговременный, возвращающиеся боли становятся еще сильней. Мне говорят, что у меня выпадает диск и его нужно систематически вправлять. Уже поговаривают об операции, чего я очень не хочу, да и побаиваюсь. Мне пришлось встречаться со многими людьми, которые прошли через операционный стол.

Расскажите, пожалуйста, что такое выпадение диска и почему работа хиропрактора приносит все меньшее облегчение?

С. Смусь. Дорогой Михаил, спасибо за Ваш вопрос, потому что Ваша проблема охватывает очень большую группу больных. Многие из них не могут решить проблему из-за отсутствия достаточной информации о развитии болезни и ее лечении. Я постараюсь быть предельно кратким.

Бытующее в обиходе выражение «выпадение диска» является совершенно неправильным. Не вдаваясь в подробности анатомии, скажу, что диски расположены в углублениях между позвонками. А вся система позвоночника настолько плотно переплетена мышцами, связками и нервными волокнами, что совершенно не имеет места куда «выпадать». Он не находится в подвешенном состоянии и в свободном пространстве. А вот смещение диска, выдавливание его из межпозвоночного углубления является вашей проблемой.

Основные причины две: механическая (травма позвоночника) и хроническое поражение солями кальция скелетных мышц, которое происходит в течение ряда лет при различных перегрузках (либо физических или, наоборот, при малоподвижном образе жизни; а также при нервных перегрузках). Слабеющие скелетные мышцы перестают удерживать позвонки, и они начинают смещаться вниз по оси. Это приводит к сокращению межпозвоночного расстояния и выдавливанию дисков, т. е. принудительному выжиманию, а не выпадению.

Проблема скелетных мышц решается за счет стимуляции остевых отростков, где эти мышцы прикрепляются и очищению их от солей. При этом происходит не только укрепление этих мышц, но и очищение нервных узлов, восстановление правильной иннервации.

Почему эффективность манипуляции низкая? Так как не происходит основного – очищения от солей кальция и укрепления скелетных мышц. К большому сожалению, ваша проблема все-таки может привести Вас к операции, при условии, что часть выдавливаемого диска образует дисковую грыжу. Медикаментозные препараты Вам тоже не помогут.

Что нужно делать в Вашем случае? Необходимо пройти комплексный курс восстановительного лечения, включающий не только очищение от солей кальция позвонков, но и специальные физические упражнения. Так же необходимо решить, как правильно питаться и отдыхать. Все это в комплексе поможет Вам избавиться от этих проблем.

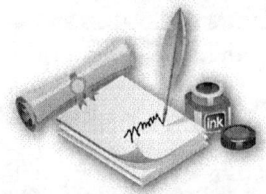

Письмо в редакцию газеты «Новый Свет». Чикаго. 22/09/2004

Дорогая редакция, я давняя читательница вашей газеты. Обращаюсь к вам за помощью и советом. Мне всего 44 года, я всегда была очень подвижной, занималась различными видами спорта: горными и водными лыжами и др. Примерно три года назад я вдруг ощутила боли в области поясницы и в бедре. Сразу же начала посещать хиропрактора. После физиотера-

пии боли ненадолго проходили, но затем возвращались еще с большей силой. Они лишили меня сна, я просыпаюсь в ужасном состоянии, злая и нервная. Пробовала принимать обезболивающие препараты, но и они не помогают. Мне назначили обследование и поставили диагноз, который стал для меня ударом - дисковая грыжа и мне необходимо делать операцию. Неужели нет никаких других способов? Если же есть, то, какие? Татьяна Н. (Arlington Heights).

С. Смусь. Уважаемая Татьяна, для Вас и других читателей я вкратце разъясню, что же такое дисковая грыжа и коснусь действенных методов избавления от нее. Само название грыжа происходит от греческого слова выпячивание чего-либо. Существуют грыжи: пупочная, паховая и дисковая. Первые две связаны, непосредственно, с травмой и расхождением мышц живота – образованием щели, в которую происходит выпячивание части кишечника. Дисковая грыжа образуется иначе: из-за выдавливания диска позвонками. Смещение позвонков, как правило, происходит по двум основным причинам. Либо это травма (авария, падение, и т.п.), либо при хроническом поражении солями скелетных мышц и нервных окончаний.

Судя по указанным симптомам, у Вас образовалась грыжа при хроническом поражении. Основная причина ее происхождения – дистрофия скелетных мышц при поражении их солями и шлаками. Следовательно, если систематически убирать и очищать позвонки от солей, можно успешно предотвратить появление такой грыжи. В Вашем случае, можно и нужно убрать причину, то есть восстановить скелетные мышцы и тем самым мы освободим место для диска (ведь часть его образовала выпячивание) и закрепим сами позвонки, чтобы они не провоцировали в дальнейшем таких выпячиваний (т.е. грыж).

Это все возможно. Более того, отпадает необходимость в операции. Ведь образование грыжи в одном месте, как правило, ведет к образованию других грыж в соседних позвонках. Происходит цепная реакция. Я неоднократно имел дело с пациентами, которым ранее делали и по 2 операции после этого диагноза, а затем назначали и третью. Пройдя курс восстановительного лечения с этими пациентами, мы приходили к выводу, что операций можно было избежать. После лечения все они возвратились к нормальной жизни, и ушли от инвалидности, которую им уже оформляли.

Это не блеф и не сказка. Сомневающиеся могут обратиться к нам в Центр и получить документальные подтверждения, конечно, учитывая конфиденциальность всей информации. Так что, дорогая Татьяна, теперь Вы знаете, что есть другие пути и методы, которые наверняка позволят Вам обойтись без операции. Однако будьте готовы: процесс восстановления довольно длительный (от 15 до 20 сеансов), требует терпения и Вашего желания избавиться от болезни. Лечение дает положительный результат только при комп-лексном подходе: сюда входит не только сама терапия, но и правильный подбор питания, отдыха и физической активности.

В коротком ответе довольно сложно коснуться всех нюансов лечения, тем более что каждый случай весьма индивидуален. Нет одинаковых методов, мы выбираем то, что необходимо определенному больному.

Теперь Вы знаете - Ваша проблема может быть решена. Каким путем? Выбор за Вами! Спасибо за вопрос и крепкого здоровья!

В чем заключается лечение межпозвоночных грыж?

В зависимости от тяжести проявлений и причины возникновения грыжи межпозвоночного диска возможны следующие лечебные мероприятия.

Если грыжа межпозвоночного диска образовалась по причине травмы позвоночника, то лечение начинается с восстановления позвонков в их первоначальное положение. Сразу отметим, что в отличие от жестких техник мануального терапевта, извне «вправляющего» больной позвонок, мы с помощью специальных техник создаем условия, при которых позвонкам становится в буквальном смысле «выгодно» занять свое естественное физиологическое положение.

Дальнейшее лечение будет направлено на восстановление околопозвоночных мышц и снятие изнурительных и постоянных болей, возникающих от компрессии позвонками нервных корешков. Курс реабилитации будет направлен на то, чтобы сделать все возможное для удержания вправленных позвонков и максимальной стимуляции тонуса глубоких мышц спины в области повреждения.

Рентгеновский снимок. Межпозвоночные грыжи в пояснично-крестцовом отделе позвоночника

Лечебные мероприятия при образовании грыжи межпозвоночного диска по причине хронического заболевания позвоночника несколько отличаются от тех, которые проводят в случае получения травм позвоночника. Напомню, что в случае хронического заболевания позвоночника или возрастных изменений со стороны скелетных мышц так же, как и в случае с травмами позвоночника, происходит смещение позвонков. Однако позвонки смещаются по оси сверху вниз, постепенно, в течение ряда лет. От физических перегрузок (профессиональных, спортивных) и поражения солями кальция околопозвоночные мышцы ослабевают и не удерживают позвонки в их природном положении. Позвонки начинают постепенно смещаться вниз, сокращая межпозвоночное расстояние, что в итоге приводит к сдавливанию межпозвоночного диска.

Однако солями кальция поражаются не только околопозвоночные мышцы, но и сами нервные узлы. При поражении нервных узлов происходит разбалансировка прохождения нервных импульсов, что в свою очередь ведет к неправильной работе мышц, сосудов, связок

Происходит постепенное развитие заболевания позвоночника, со временем переходящее в хроническую форму. Так как сами позвонки не смещались в сторону, а просто опускались по оси сверху вниз, то приемы хиропрактики здесь не приемлемы и манипуляция по «вправлению» позвонков на их природное место невозможна.

Лечение в этом случае будет более продолжительным и направлено, прежде всего, на освобождение околопозвоночных мышц от солей кальция, придания эластичности позвоночнику и применения специальных растяжек для «просевших» позвонков. А если к этому лечению добавить дозированные физические нагрузки и укрепление глубоких мышц спины, то восстановление позвоночника по причине его хронического заболевания или возрастных изменений со стороны диска проходит очень успешно.

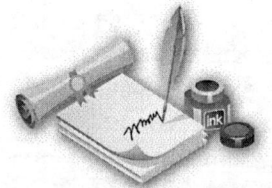

Письмо в редакцию газеты «Новый свет». Чикаго. 15/10/2004

Дорогая редакция! Недавно я прочла опубликованную в «НС» статью о позвоночной грыже. Она произвела на меня огромное впечатление в связи с тем, что врачи поставили мне именно этот диагноз, и я очень боюсь операции, рекомен-

дованной врачами. Поэтому я обращаюсь к автору с просьбой объяснить, что такое грыжа и поподробнее рассказать о самом процессе лечения. Проблема эта у нас, можно сказать, семейная: муж работает водителем и часто жалуется на боли в позвоночнике. Мой врач сказал, что если грыжа имеется - избавиться от нее уже невозможно. Единственная возможность помочь - это операция. Меня интересует мнение Сергея Смусь: как лечиться? Куда может деться эта грыжа? (Александра Г. Chicago).

С. Смусь. Проблемы с позвоночником – самые распространенные в наш век. Более 80% населения подвержены им и цифры увеличиваются с каждым годом. Виной всему, конечно, малоподвижный образ жизни. А что же наша современная медицина? Почему не существует радикального решения этой проблемы? Ответ становится очевидным после детального анализа медицинской практики. Если лечение все же приводит к операции, напрашивается вывод, что-то все же делалось не так, и нужно искать другие пути. Не хочу повторяться, постараюсь быть конкретным.

Вначале о том, что же такое межпозвоночный диск (конечно очень упрощенно). Диск представляет собой мешочек с жидкостью внутри, там же находится и ядро. Мешочек с жидкостью – он очень эластичен – находится в углублениях между позвонками. При его сжатии (сдавливании) может произойти разрушение диска, он лопается, жидкость вытекает, ядро разрушается. Также возможно выжимание части диска из углубления между позвонками. Само выдавливание или выпячивание и называется грыжей диска. Грыжа – это не нарост, не опухоль, это выпячивание чего-либо.

В вашем случае образование грыжи при хроническом заболевании произо-шло от сокращения расстояния между позвонками. Причи-ной смещения позвонков может быть ослабление скелетных мышц в связи с поражением их кальцием, выделяемым вашим организмом для борьбы с болевыми ощущениями, кото-рые появляются от различных перегрузок как физического, так и нервного характера. К слову, малоподвижный образ жизни для позвоночника губительней, нежели физические перегрузки. Позвонки не удерживаются ослабленными мышцами, начиная смещаться по оси сверху вниз. Расстояние между самими позвонками опасно сокращается и происходит сдавливание диска. Часть его выдавливается. Это и образует грыжу. Грыжа в свою очередь начинает давить на пучки нервов, вызывая сильные боли.

Как же все-таки бороться с уже имеющейся грыжей?

Первое решение заключается в применении такого естественного метода, как растяжение, т.е. нужно увеличить расстояние между позвонками. Это хорошо и правильно, но эффект сохраняется ненадолго, так как ослабленные мышцы не могут удерживать позвонки. Укрепить же мышцы физическими упражнениями невозможно. При грыже это опасно и весьма болезненно.

Второе решение – операция. Но и это временное облегчение, так как не решается основная задача - укрепление скелетных мышц. Кроме того, возможно образование новых грыж между соседними позвонками. В некоторых случаях операция бесспорно нужна – это когда грыжа становится отрезанной от основного тела. В большинстве других случаев можно обойтись курсом восстановления. И сделать это можно за счет очищения скелетных мышц от накопившихся солей кальция. Курс восстановления также включает различные методики растяжения и физические упражнения.

Физические упражнения способствуют укреплению наружных мышц и помогут нормальному функционированию позвоночника. Но это произойдет только после возвращения скелетным мышцам эластичности. Эластичные мышцы не только будут растягивать и удерживать позвонки, но и освободят место для возвращения диска на свое место. При этом грыжа как часть диска тоже встанет на свое место.

Исходя из вышеописанного, выражение «вправление диска» ошибочно. Вправить можно только смещенные позвонки (как правило, после травмы). Выражение «выпадение диска» также неверно, выпасть ему просто некуда.

В рамках одной статьи нелегко рассмотреть все нюансы проблемы. Полную информацию вы можете получить во время консультации. Здесь же вы увидите документальные подтверждения правильности моих выводов, основанных на многолетней успешной практике.

Заключение: всю симптоматику, которую обычно приписывают наличию грыжи диска, можно устранить без оперативного вмешательства с помощью наших методик. Вам надоело идти по жизни со своей болезнью? Записывайтесь на прием и покончите с этим прямо сейчас. Желаю вам возвращения здоровья и успешного решения проблемы.

Какова моя позиция в отношении применения обезболивающих синтетических лекарственных препаратов при имеющейся боли в спине?

Меня часто спрашивают: как я сам отношусь к использованию обезболивающих лекарственных препаратов в случае, если имеются сильные боли в спине? Свой ответ на этот вопрос я всегда начинаю так: «Чтобы я был правильно понят, необходимо уточнить о какой форме боли будет идти речь...».

В медицинской практике очень важно различать боль по ее функциям и формам:
- боль, как (сопровождающий) симптом;
- боль, как (основная) часть синдрома; .
- боль, как (хроническое) заболевание;
- боль, как предшественник определенного заболевания.

Можно сказать, что через боль наше подсознание проявляет заботу о нас. Боль изначально носит защитный характер, но при длительном течении (более 3 месяцев) становится фактором, отягощающим процесс основного заболевания.

Если говорить о хронической боли, например, при таком заболевании, как остеохондроз и образование грыжи межпозвоночного диска, то всем понятно – проблема возникла не сегодня и существует давно. Поражение солями кальция скелетных мышц, происходило медленно и постепенно. Сам организм разрушить и вывести соли кальция из организма не может, ему нужна помощь извне, чем я и занимаюсь на практике.

Поэтому регулярный прием лекарственных препаратов, «заглушая» последствия основного заболевания, либо переводит ее в хроническую форму, толкая больного к операции, либо может вызвать нарушения в работе другого органа. Хотя сегодня в медицине существует подход так называемого «снижения негативного влияния», когда в дополнение к основным «агрессивным» лекарствам доктора прописывают препараты, снижающие негативные последствия основного препарата. Таким образом, избавляясь от боли, но не от самого заболевания, люди подвергают себя риску приобрести ещё несколько хронических заболеваний. В этом случае моя позиция однозначна – *не допускать того, чтобы применение лекарственного препарата носило длительный и систематический характер*. Для чего стоит попробовать найти причину болей и устранить её.

Если в спине неожиданно возникает острая боль, о чем она говорит? Боль в таком случае является сигналом, симптомом болезненных процессов, разыгрывающихся в организме человека.

Существует большая группа лекарственных препаратов, способных ослаблять или устранять чувство боли. Их называют анальгезирующими средствами или анальгетиками (от греч. algos - боль и an - без). В обиходе мы чаще называем их обезболивающими или болеутоляющими. Все обезболивающие лекарственные препараты не лечат причинное заболевание, вызывающее боль, их прием – экстренная мера. Я называю это «симптоматической терапией» и проводиться она должна коротким курсом, обычно не более 3-5 дней. Если вы не можете обходиться без лекарства больше пяти дней, то это тревожный сигнал, и вам надо срочно проконсультироваться у специалиста.

Таким образом, моя позиция в этом случае: *игнорировать боль в спине нельзя – нужно обязательно выяснить почему она появилась. Но и терпеть боль, тоже не нужно!* Многое зависит от того, когда и при каких условиях возникла боль в спине, также от психической и эмоциональной реакции человека на эту боль. Самостоятельный прием обезболивающих лекарственных средств в определенных ситуациях вполне может быть оправдан, но визита к специалисту он не отменяет!

Какова роль физических упражнений в профилактике возникновения грыжи межпозвоночного диска?

На сегодняшний день к одному из основных методов профилактики возникновения грыжи межпозвоночного диска относится выполнение физических упражнений для укрепления мышечной системы человека.

Мышечной системой принято называть совокупность мышц и мышечных пучков, объединенных, как правило, соединительной тканью. Мы ограничимся рассмотрением, так называемой, основной группы мышц – скелетных или поперечно-полосатых мышц. Скелетных мышц у каждого из нас более 600. Мышцы этого типа способны произвольно по желанию человека сокращаться и вместе со скелетом образуют опорно-двигательную систему. Общая масса этих мышц составляет около 40% веса тела, а у людей, активно развивающих свои мышцы, может быть ещё больше.

Выделяют мышцы поверхностные и глубокие, медиальные и латеральные, наружные и внутренние. Различие между наружными и внутренними мышцами заключается в следующем. Наружные мышцы предназначены для осуществления движения и помогают внутренним мышцам удерживать наш скелет в определенной форме. Что касается внутренних мышц и связок, то основная их функция поддерживать соединения костей, в том числе и позвонков. Прикрепление к костям и работа внутренних мышц также отличается от наружных.

Плохой мышечный тонус, плохая осанка и ожирение создают избыточное давление на позвоночник и связки, удерживающие позвонки на месте. Физические упражнения для укрепления позвоночника направлены на формирование правильной осанки и свода стопы, укрепление скелетных мышц, совершенствование работы различных органов и систем.

Физические упражнения действуют на организм всесторонне. Так, под влиянием физических упражнений происходят значительные изменения в мышцах. Если мышцы обречены на длительный покой, они начинают слабеть, становятся дряблыми, уменьшаются в объеме. Систематические же занятия физическими упражнениями способствуют их укреплению. При этом рост мышц происходит не за счет увеличения их длины, а за счет утолщения мышечных волокон. Сила мышц зависит не только от их объема, но и от силы нервных импульсов, поступающих в мышцы из центральной нервной системы. У тренированного, постоянно занимающегося физическими упражнениями человека эти импульсы заставляют сокращаться мышцы с большей силой, чем у нетренированного.

Огромная роль физических упражнений в профилактике образования грыжи межпозвоночного диска очевидна. Однако ко всему и во всем нужен разумный подход.

Например, рассмотрим пояснично-крестцовый отдел позвоночника, который чаще всего поражается солями кальция и в нем чаще образуются грыжи межпозвоночного диска. Тренировать и укреплять мышцы спины и пресса – да, нужно. Они, как бы, образуют мышечный корсет, помогающий нашему позвоночнику. Физические упражнения на эти группы мышц не смогут убрать солевые отложения, которые образовались на внутренних мышцах, удерживающих наши позвонки. Что представляют собой солевые отложения? Это образования очень плотной структуры, практически полностью состоящие из солей кальция. Эти образования еще называют известковыми. К примеру, коралловые рифы тоже состоят из огромных скоплений извести, образующих целые острова. Представьте себе эту каменистую почву под ногами. Эту твердь, на которую непрерывно, с огромной силой обрушиваются волны. Продуваемую ветрами, вытаптываемую лапами живущих на рифах птиц. Несмотря на это, рифы живут, не разрушаются, не растворяются в одночасье. Кальциевые отложения в позвоночнике столь же прочны [13]. Разрушить и вывести их можно только путем глубокого специфического компрессионного воздействия с помощью специально разработанных техник.

Тренированные мышцы спины укрепляют позвоночный столб, разгружают его, беря часть нагрузки на себя, предотвращают смещение позвонков и выдавливание межпозвоночных дисков. Например, при патологических искривлениях позвоночника, деформациях грудной клетки (причиной тому бывает слабость мышц спины и плечевого пояса) затрудняется работа легких и сердца, ухудшается кровоснабжение мозга и т. д.

Однако приведем следующий пример, который более наглядно дает представление о том, насколько тренировка наружных мышц отличается от тренировки внутренних мышц. В моей практике довольно часто встречались пациенты - бывшие спортсмены (штангисты, борцы, гимнасты) и любители высоких физических нагрузок – культуристы с мощными и прекрасно развитыми мышцами спины и брюшного пресса, но имеющие порой не одну грыжу диска позвоночника. Отсюда вывод, физическими упражнениями убрать уже имеющуюся грыжу диска нельзя. Но в дальнейшем, когда внутренние мышцы будут восстановлены и части диска, образующие грыжу, уйдут на свое биологическое место, укрепление наружных мышц обязательно.

Предупредить рецидивы болевых синдромов в области спины могут только систематические ежедневные физические нагрузки на мышцы всех зон риска. Такие упражнения для различных категорий больных с учетом их возраста мною разработаны. Каждое упражнение следует выполнять до усталости мышц или может быть ограничено состоянием сердечно-сосудистой или дыхательной системы. Вы спросите: как же можно заниматься физическими упражнениями при имеющейся боли? Могу вас заверить: дозированные физические упражнения будут мной рекомендованы только после основного курса лечения и снятия острой боли.

Физические упражнения, гимнастика, ходьба должны прочно войти в повседневный быт каждого, кто хочет сохранить работоспособность, здоровье, полноценную и радостную жизнь.

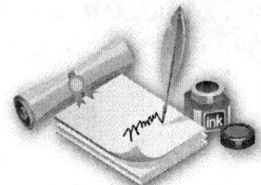

Письмо в газету «Новый Свет». Чикаго. 24/03/2004

Здравствуйте, дорогая редакция, я обращаюсь к вам не с вопросом, а за помощью. Я пожилой человек, недавно лечилась у Сергея Смусь. Сейчас чувствую себя хорошо. Чтобы поддерживать себя в хорошей форме, мне нужно делать специальные упражнения, он даже мне их написал. Поначалу я, конечно же, регулярно их делала, а затем этот листок куда-то затерялся. Обращаться к Сергею с тем же вопросом как-то не совсем удобно, к тому же несколько моих знакомых хотят попробовать комплекс этих упражнений. Я обращаюсь к вам не только от себя, но и от группы людей с просьбой напечатать через «НС» для нас комплекс упражнений для пожилых людей. (Нина. Buffalo Grove).

С. Смусь. Спасибо за Ваш вопрос. Это здорово, что вы заботитесь не только о себе, но и о других людях. Я хорошо Вас помню и рад, что чувствуете Вы себя отлично. Хочу сказать читателям, что у Нины был очень сложный случай, и нам пришлось основательно поработать. Однако позвольте заметить – эти упражнения предназначены для людей, достаточно подготовленных физически или прошедших курс лечения, как вы. Если вы помните, этот комплекс мы начали применять только в конце лечения, когда мышцы и позвоночник уже были подготовлены.

Итак, комплекс направлен на укрепление мышц пресса и спины. При этом достигается растяжение и укрепление скелетных мышц, непосредственно удерживающих наши позвонки. Комплекс этот не нов, упражнения предназначены для людей любого возраста. *Однако повторяю: людям, имеющим какие-либо проблемы с позвоночником, необходимо проконсультироваться или пройти восстановительный курс лечения.*

Упражнения для пояснично-крестцового отдела позвоночника

Упражнение №1

Исходное положение - лежа на жесткой поверхности на спине вытянуть ноги. Поднимайте прямые ноги над полом не выше 35 градусов. Опускайте, не касаясь пола. Тренированным можно держать руки за головой. Повторите от 3 до 15 раз по вашим возможностям. Можно делать 1-2 раза в день. После сна утром или перед сном вечером.

Направлено на укрепление мышц живота (нижнего отдела) и продольных мышц спины.

Упражнение №2

Исходное положение тоже. Ноги согнуты в коленях и опираются на пол. Согнутые ноги вместе отклонить в правую, затем в левую стороны. Стараться коснуться пола наружной поверхностью бедра. Плечи неподвижны и прижаты к полу. Происходит скручивание позвоночника. Темп средний, количество повторений - по самочувствию. Может выполняться 1-2 раза в день.

Направлено на растяжение скелетных мышц пояснично-

155

го отдела позвоночника.

Упражнение №3

Исходное положение тоже. Упираясь ногами, поднимите таз по максимальной амплитуде. Для усиления эффекта, таз на пол не опускать и не расслабляться. Ритм средний. До 15 повторений. Выполнять 1-2 раза в день.

Направлено на укрепление мышц спины, ягодиц, а также на растяжение скелетных мышц поясничного отдела.

Упражнение №4

Исходное положение тоже. Ноги согнуты в коленях. Подъем туловища максимально вверх, стараться достать локтями колени. Руки за головой, подъем за счет мышц живота. Темп средний. Делайте упражнение 8-15 раз.

Направлено на укрепление мышц живота (пресса) верхнего отдела.

Это минимальный комплекс упражнений, дающий возможность стабильно поддерживать хорошее состояние поясничного отдела позвоночника. Еще раз напоминаю о необходимости консультации, я могу порекомендовать и другие упражнения, необходимые Вам индивидуально для различных групп мышц и отделов позвоночника.

Спасибо за вопросы и крепкого здоровья!

На сне экономить нельзя!

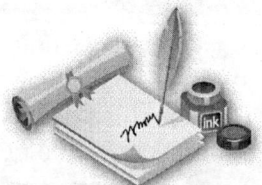

Письмо в редакцию газеты «Новый Свет». Чикаго. 28/07/2004

Дорогая редакция, я давний читатель вашей газеты. Меня интересуют многие публикации, часто я вырезаю особенно интересные статьи и даю читать моим друзьям. Я не считаю себя стариком, и настойчиво продолжаю бороться с наступающими болезнями.

Не только из публикаций «НС», но и от моих знакомых я много слышал о докторе Смусь и его оригинальной методике, которая многим помогла обрести радость здоровой жизни. Меня интересует мнение эксперта: что думает доктор Смусь об использовании в лечении специальных матрасов, постелей и подушек? У меня часто затекают плечи, я чувствую онемение в ногах, тяжесть в позвоночнике. В постели я часто ворочаюсь, пытаясь найти удобные позы. В связи с этим объясните, пожалуйста, какова разница или в каких случаях целесообразно употребление мягкого или твердого матрасов? Петр, 75 лет. Чикаго.

С. Смусь. Спасибо за Ваш вопрос. Я сразу же хочу отметить, что мои ответы не несут в себе никакой рекламной направленности, основное для меня – здоровье моих пациентов, и все мои заключения основаны на моей собственной практике. Постараюсь дать вам исчерпывающую информацию, а выводы предоставляю сделать самому читателю.

Я считаю тенденцию по созданию спальных принадлежностей, которые при использовании принимают формы вашего тела, весьма своевременной. Человек в постели отдыхает, при этом отдыхают и расслабляются все его мышцы, в том числе и мышцы позвоночника. Когда мы ложимся на твердую поверхность, то основная нагрузка направлена на плечи, грудной отдел и на кости таза. В тоже время позвоночник, не имея опоры, как бы провисает и при нашем, казалось бы отдыхе, несет еще большую нагрузку. Затем области перегрузок, как правило, поражаются солями, шлаками и приводят к весьма серьезным последствиям. Результатом являются боли в плечах, в районах головок бедер, онемение рук и ног. По всем симптомам, описанным читателем выше, у него есть и развивается остеохондроз. И одна из проблем – конечно же, его постель.

Теперь поговорим о новых матрацах и наматрацниках. Почему новых? Ведь все новое – это хорошо забытое старое. Много веков назад те же самые функции выполняла давно забытая нами перина. Да, да...перина. Но почему она впала в немилость? До начала 19 века, когда перина лежала на деревянных кроватях, она прекрасно выполняла свою роль: давала комфорт и отдых человеку. Когда же появилась мягкая металлическая сетка, перина перестала быть помощником, а стала конструкцией напоминающей гамак с пуховым спальным мешком. И жарко и вредно.

Другой крайностью является использование совершенно твердой постели. Современное направление все-таки возвращается к комфорту перин, но, как правило, при производстве используются синтетические материалы, что, несомненно, является минусом. Что же делать?

Оказывается, выход есть. Теперь перину усовершенствовали, она превратилась в толстый наматрацник. И если вы положите его на твердую поверхность, перина будет выполнять ту роль, которую выполняла изначально. Преимуществом является и то, что перья помогают поддерживать постоянную температуру вашего тела в любое время года и обеспечивает хорошую циркуляцию воздуха. Канадские и американские фирмы настолько хорошо обрабатывают исходный материал, что насчет имеющейся различной живности можно не беспокоиться. Именно наматрацники производства этих стран прошиты большими квадратами, что позволяет месяцами не перетряхивать вашу постель. Такой наматрацник решит многие ваши проблемы, создаст комфорт и уют, что означает возможность приятного и полезного для тела отдыха. Продаются они почти во всех магазинах. Еще раз хочу подчеркнуть, мой ответ ни в коем случае не является рекламой, а лишь только искренним желанием помочь людям избавиться от ряда проблем. Спасибо за вопросы и крепкого здоровья!

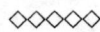

ЧАСТЬ 7

ПРОФИЛАКТИКА ЗАБОЛЕВАНИЙ ПОЗВОНОЧНИКА – ПУТЬ К ЗДОРОВЬЮ

Из седьмой части вы узнаете:

♦ Что мы понимаем под профилактикой заболеваний позвоночника?

♦ Каковы общие профилактические рекомендации для здоровья позвоночника?

♦ Что должен знать каждый водитель о профессиональном риске заболеваний позвоночника?

То, что здоровье – это бесценный дар, пожалованный нам Природой, мы вспоминаем, к сожалению, лишь по мере того, как его теряем. Когда мы ограничены в движении или не можем двигаться совсем, приходит понимание: как важно было заботиться о здоровье и сохранять его. Мы начинаем панически искать исцеление, бросаясь в омут медикаментозных средств. Слово «омут» точно характеризует то состояние, которое возникает при попытке вылечиться от одной болезни, приобретая другие. Ведь бывает так, что люди вынуждены принимать лекарственные препараты всю жизнь. Я отнюдь не преувеличиваю. Расспросите своих родственников, которые постарше возрастом, ваших родителей-пенсионеров или бабушек и дедушек, сколько и какие лекарства они принимают. Я думаю, что не многие из них скажут, что обходятся без лекарств. Но разве единственный путь к здоровью – это применение лекарственных препаратов? Если нет, тогда как найти путь к здоровью или избавиться от уже существующих проблем? Сложные вопросы, но ответы все же лежат на поверхности. Мы созданы Природой, Богом или Космическим Разумом идеальными, за исключением патологических отклонений врожденного характера. Все другие болячки мы приобретаем в жизни либо по незнанию, либо по глупости. Не секрет, что многие люди сетуют на свои неразумные действия, которые и привели их к болезни. Молодежь, как правило, живет, не задумываясь о своем здоровье в будущем и не прислушиваясь к советам старшего поколения.

Так как же себе помочь? Забытое слово – **Профилактика.** А зря забытое. Старая истина гласит: «Не допустить развитие болезни или остановить ее в самом начале гораздо легче, чем лечить уже запущенное заболевание». Профилактика – это не только методика предотвращения заболевания, это школа здоровья, где вы получаете уроки: как сохранить здоровье и как уберечься от разных перегрузок, непременно сопровождающих нас по жизни.

Профилактика заболеваний позвоночника – это
- путь к здоровью, успеху и активному долголетию;
- изменение вашей жизни к лучшему: жить без боли,

радоваться новому дню, с легкостью и красивой осанкой идти по жизни;
- здоровый образ жизни: физическая активность, хорошее питание, правильно организованный отдых;
- правила, регулирующие ваше положение, когда вы стоите, сидите, спите, поднимаете и переносите тяжести или находитесь в согнутом положении;
- регулярное посещение специалиста.

Все предельно просто и при желании выполнимо! Здоровый позвоночник – непременное условие здоровья человека в целом!

Профилактика заболеваний позвоночника для всех нас имеет большое значение. В условиях современной жизни нагрузка на позвоночник отнюдь неравномерна. Одни люди ведут малоподвижный «сидячий» образ жизни – работа в офисе, передвижение исключительно на машине, проведение вечеров перед телевизором. Другим людям, наоборот, приходиться сталкиваться с большими физическими нагрузками - физический труд и профессиональные занятия спортом. Третьи – привыкли все делать одной стороной тела: писать и держать мышь компьютера одной и той же рукой, носить сумку на одном и том же плече и так далее. У некоторых с детства имеется нарушение осанки, сутулость, искривление позвоночника. Как результат неравномерного распределения нагрузки на опорные структуры позвоночного столба – перенапряжение его структур, возникновение разнообразных патологий и заболеваний позвоночника. Вот почему профилактика заболеваний позвоночника имеет такое большое значение.

Прежде чем выделить основные профилактические мероприятия по предупреждению заболеваний позвоночника, необходимо уточнить два направления профилактики:
1) первичной (или ранней), когда необходимо предотвратить начало болезни позвоночника;
2) вторичной (профилактика боли или предупреждение новых обострений), когда уже имеется заболевание позвоноч-

ника такого, как остеохондроз, грыжа межпозвоночного диска и др.

Исходя из сказанного, следует, что профилактические мероприятия, рекомендованные мною, разработаны с учетом двух направлений профилактики и будут несколько отличаться друг от друга. Тем не менее, существуют, так называемые, общие профилактические рекомендации, о которых необходимо всегда помнить и своевременно им следовать.

Общие профилактические рекомендации для здоровья Вашего позвоночника

1. Правильное распределение нагрузки

Равномерное распределение физической нагрузки на опорные структуры позвоночного столба в известной степени гарантирует его здоровье даже у тех людей, чья деятельность относится к категории тяжелого физического труда. Например, поднятие тяжелого предмета с прямой спиной (принцип работы «домкрата») намного безопаснее для поясницы, чем поднятие его из позиции полунаклона (принцип работы «подъемного крана). Поэтому, чтобы поднять тяжесть, не наклоняйтесь к полу, а присядте и держа спину прямо, поднимайте груз как бы за счет разгибания ног, а не за счет разгибания спины.

Если Вы работаете в офисе и целый день сидите, то начните с малого: старайтесь почаще вставать и прохаживаться по комнате, разговаривайте по телефону стоя, сделайте несколько физических упражнений сидя за столом или стоя, по возможности не пользуйтесь лифтом, ходите больше пешком.

Не следует использовать для сна чрезмерно жесткую постель (если только это не прописано специалистом). Если есть выбор, то лучшая постель для профилактики заболеваний позвоночника – это матрац, принимающий форму вашего тела.

2. Постоянный контроль своей осанки

При ходьбе держите спину и голову прямо, не вытягивайте шею вперед. При сидении, откинувшись на спинку стула, спину держите прямо, ноги должны доставать до пола, а еще лучше поставить их на подставку, чтобы колени оказались выше уровня бедер. Для контроля осанки периодически прижимайтесь к стене спиной, а затем старайтесь сохранить такое положение как можно дольше.

3. Избежание перенапряжения мышц спины

Насколько возможно, необходимо обезопасить себя от ударов и падений. Не переохлаждайтесь, особенно в осенне-зимний, весенний периоды. Существует, так называемая «холодовая травма», когда при резкой смене температуры внешней среды и влажности, мышечно-связочный аппарат становится более уязвим и подвержен травмам и повреждениям.

4. Здоровое питание

Употребляйте пищу с достаточным количеством витаминов и микроэлементов, а особенно кальция. Если вы будете ежедневно пить молоко, есть творог, сыр, рыбу (особенно лососевые породы, и особенно хрящики), то это будет хорошая профилактика заболеваний позвоночника.

5. Избыточный вес – удар по нашей спине

Контролируйте свой вес. Из каждых 10 лишних килограммов веса примерно по 500 граммов лишнего веса приходится на один позвонок. Так позвонки быстрее изнашиваются.

6. Постоянные физические занятия и оздоровительные упражнения

Физическая активность подойдет любая, например, плавание, лыжи, коньки, велосипед, тренажеры, бег, ходьба и другое. Ведь необходимо укрепить мышцы всего тела, увеличить их силу, а также нормализовать все функции организма.

Вялые неразвитые мышцы, способны спровоцировать развитие сутулости и различные искривления позвоночника. Вызывать болезненные ощущения могут нетренированные мышцы после непривычных физических упражнений, чрезмерной нагрузки. Дряблые мышцы брюшной стенки не только портят фигуру, но и вызывают смещение позвонков поясничного отдела. Мышцы бёдер и ягодиц удерживают таз в правильном положении. Если вы по долгу службы вынуждены часто наклоняться, поднимать тяжести или, напротив, сидеть за компьютером, надо тренировать те группы мышц, которые не задействованы в течение дня.

Таким образом, систематизированные физические упражнения позволяют давать разноплановую нагрузку всем отделам позвоночника, укреплять мышечный корсет позвоночника и восстанавливать нормальную иннервацию тканей.

Примечание: Американские ученые признали диеты вредными

Большинству людей не удается избавиться от лишних килограммов при помощи диет, кроме того, частые колебания веса наносят дополнительный вред их здоровью. К таким выводам пришли авторы масштабного исследования, посвященного эффективности различных стратегий борьбы с избыточной массой тела.

Сотрудники Калифорнийского университета отобрали около 30 больших исследований, посвященных диетам, наблюдение за участниками которых продолжалось от двух до пяти лет. В результате выяснилось, что приблизительно две трети из нескольких тысяч участников так и не смогли похудеть, а около половины из них даже несколько прибавили в весе к концу отчетного периода.

По словам ведущего автора исследования, доктора Трэйси Манн, все разновидности диет работают приблизительно одинаково: «Вначале вы действительно можете сбросить от 5 до 10 процентов массы тела, находясь на любой диете, однако после окончания этого «медового месяца» вес снова возвращается. Устойчивого снижения удается добиться только незначительному меньшинству, большинство же лишь прибавляют в весе».

Авторы, исследования, опубликованного в апрельском номере журнала American Psychologist, отмечают также, что безрезультатные попытки похудеть с помощью диет не только не приносят пользы, но и грозят дополнительными проблемами со здоровьем. Дело в том, что частые, существенные колебания массы тела связаны с повышенным риском сердечно-сосудистых заболеваний и инсультов, а также приводят к ослаблению иммунитета, делая организм более подверженным опасным инфекциям.

«Мы пришли к заключению, что большинству участников лучше было бы вообще не начинать экспериментов с диетами – их вес остался бы прежним, а организм не изнашивался бы от постоянной потери и набора веса» – отмечает доктор Манн.

Водитель и его позвоночник

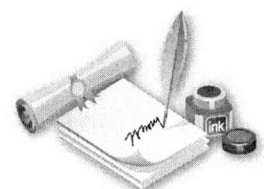

Письмо в редакцию газеты «Новый свет». Чикаго. 15/04/2007

Здравствуйте, обращаюсь в вашу редакцию в первый раз с просьбой. Просьба такая, можно сказать просьба не только от меня, а как бы от большого количества людей, которые профессионально работают водителями. Почему это делаю я? Потому что сам имею большой опыт в этой работе. Начинал в траковой компании, где за 10 лет исколесил всю Америку вдоль и поперек, а теперь в такси работаю уже 7 лет, так что знаю, о чем говорю. Поэтому хочу вкратце описать свои проблемы, выражая тем самым проблемы большинства водителей. Мне уже 50 с хвостиком, на здоровье не жаловался, мотался по стране, сутками не вылезал из-за руля, спал, где придется, ел, как попало. В общем, водилы меня поймут.

А потом, как-то незаметно, начались проблемы со здоровьем, болей никаких не было, но появилась какая-то тяжесть в пояснице. Как свинцом наливалась. Потом эта тяжесть начала перемещаться в ногу, сначала в одну, а потом в обе. Как-то по ногам пошла и все ниже и ниже опускалась. Разогнуть спину, колени или присесть стало тяжело. Не больно пока, но тяжело. Это в начале, а потом тяжесть начала переходить в какую-то нудящую боль. Сидеть в машине стало некомфортно, долго приходилось искать позу, чтобы не болело и ноги стали плохо чувствовать, неметь. Чувствую - что-то не то, нужно что-то делать. Говорят: «Всё, Миша, откатался!». Как так откатался, ведь это моя работа, моя профессия! Говорят: «Тогда иди в таксисты, там полегче». Ну что, пошел. Немного легче стало, не сутками за баранкой, хотя бы по 10-12 часов. Но все равно, сидеть в машине приходится много, следишь за компьютером, да и пробки выматывают, по несколько часов приходится находиться без движения. Честно признаюсь, ходить к докторам и всяким хиропрактикам не хочу. Таблетки всякие или электрические процедуры тоже принимать не хочу, не верю я им. Всякого наслышался про это. Но мое состояние меня пугает. По разговорам приятелей, я понял, что это не только у меня, а у очень многих. Поэтому хотелось бы спросить, может, найдется какое-то лечение, ну может не лечение, ну не знаю, как назвать, в общем, какой-то метод, который избавил бы нас от таких проблем. Мне так кажется, что это у нас профессиональное. Можно ли как-то помочь нашему брату шоферу или это у нас на всю жизнь останется? Посоветуйте.

С уважением Михаил Н.

С. Смусь. Спасибо редакции за доверие. Что касается проблем профессиональных водителей, то эта тема давно требует к себе более тщательного рассмотрения. К тому же, мне лично эта тема очень близка, потому что, по приезду в США я сам несколько лет проработал водителем такси и прекрасно понимаю и не только понимаю, но и сам, в свое время, имел подобные проблемы. Сама жизнь заставила меня разработать специфическую систему восстановления. Эта система включает в себя комплексы физических упражнений, правильное питание, а также правильно организованный отдых. Так что, дорогие водители, хотите быть здоровыми, вы можете ими быть!

Теперь мне хотелось бы рассмотреть данную проблему более внимательно. Главное, что должен знать каждый водитель, и не только профессионал – самая большая беда для нашего позвоночника – это малоподвижность. Если мы часами просиживаем за рулем, вынужденно бездействуют мышцы, поддерживающие наш позвоночник, страдают как наружные, поверхностные, так и внутренние скелетные мышцы. Все эти группы мышц слабеют, и поэтому вся нагрузка приходится на сам позвоночник.

Если при ходьбе наши ноги помогают смягчать удары от ходьбы по твердой поверхности, ноги как бы исполняют роль рессор, то когда человек сидит в машине, опора и наибольшее давление у нас идет на нижнюю часть позвоночника, таз и крестец. К тому же, в сидячем положении, происходит пережимание большинства крупных кровеносных сосудов, питающих наши колени и стопы. Как раз чувство онемения и происходит от недостатка кровоснабжения в конечностях. Страдает не только кровеносная, но также лимфатическая и нервная системы, появляется отечность при слабом лимфо-дренаже. Сдавливание нервных узлов и волокон приводит к чувству онемения.

Ослабление скелетных мышц, удерживающих наши позвонки, приводит к смещению этих позвонков по оси вниз и сдавливанию позвоночных дисков. В свою очередь, часть выжатого диска образует грыжу или происходит ущемление нерва. Как одно, так и другое отклонение связанно с очень сильными и резкими болями, которые могут переходить на боли в конечностях. Отсюда вывод: проблемы в позвоночнике неминуемо приведут к проблемам в конечностях.

Возникает естественный вопрос: как быть? Неужели сидеть так вредно? Нет, конечно, сидеть не так уж вредно, если учитывать принцип меры. Не растягивая этот вопрос на долгую дискуссию, оттолкнемся от уже всем известного и всем понятного. Почему в учебных заведениях уроки длятся не более 50 минут? Потому что наш позвоночник устает и требует движения, разминки, действия и ему достаточно 15 минут, чтобы восстановится. Почему же вы, господа водители, забываете об этом?

Мне так кажется, что дело не в забывчивости, а в обстоятельствах. Естественно, вам недосуг смотреть на часы, когда вы спешите на заказ или везете пассажира, а тут пробки и много других проблем, которые не позволяют заниматься собой. Вывод один: необходима компактная, эффективная методика, способная компенсировать ваше вынужденное обездвиживание в течение дня.

Конечно, вам могут посоветовать более простой способ, как помочь вашему позвоночнику – это применение специального пояса для поддержания позвоночника. Скажу, что такой пояс применяют довольно много водителей. К сожалению, это очень порочная практика.

Приведу пример. После перелома, для сращивания костей накладывают гипс, что происходит с нашими мышцами? Они атрофируются. Нам необходимо энное количество времени, чтобы их восстановить. Правильно? Приблизительно тоже происходит с нашими мышцами, когда мы постоянно применяем фиксирующий пояс. И поэтому, с какой стороны не посмотреть, необходимо движение. Необходим комплекс упражнений, укрепляющий мышечный корсет.

От общего перейдем к частному, то есть к вопросу Михаила. По описанным Вами симптомам, можно сделать предварительный анализ. У вас медленное и неуклонное ухудшение подвижности и эластичности вашего позвоночника, он буквально забит шлаками и солями, и требует срочного комплекса восстановительно-профилактических мероприятий. Медикаментозное лечение здесь уже поможет вряд ли. Вы это подспудно сами чувствуете и понимаете. Применение различных электрических приборов и приспособлений тоже практически большого эффекта не даст, так показывает практика. Именно потому, что такие приборы работают только теоретически, в нашем центре они не применяются. Мое личное мнение: живое должно лечится живым, тем более, что практика показывает исключительную эффективность нашей работы. Подобное высказывание не голословно, а подтверждается множеством документов.

Теперь мне хотелось бы ознакомить вас с самой методикой восстановления.

Основа нашей работы, это использование мощного биоэнергетического потенциала наших рук. Да, мы действительно работаем только руками. В этом наше принципиальное отличие от других медицинских учреждений. Вы можете сказать, что массажисты тоже работают руками. Да, но они в основном работают со здоровыми людьми, наша же методика позволяет работать с очень тяжелыми заболеваниями позвоночника и конечностей и добиваться прекрасных результатов. Опять, свои слова могу подтвердить документально.

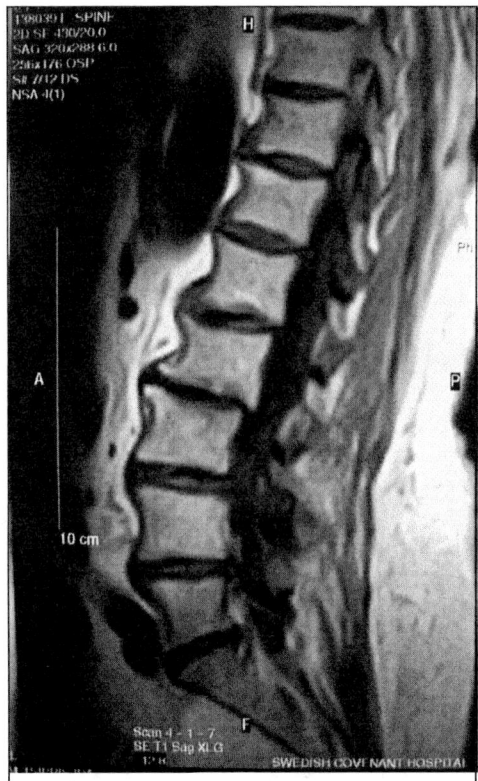

Рентгеновский снимок позвоночника. Возраст пациента 53 года.

Мы работаем на внутренних скелетных мышцах и на нервных узлах и волокнах, а для этого необходимо иметь не только умелые, но и сверхчувствитель-

169

ные руки, что не под силу даже исключительно опытным массажистам. В наш комплекс восстановления входит не только удаление шлаков и солей из вашего позвоночника, но и целый ряд специфических упражнений. Это позволяет не только избавиться от существующих проблем, но и уберечь себя от будущих. Мы научим вас этому. Мы хотим не просто подлечить вас, а вылечить полностью. Поэтому дорогой Михаил, вы действительно имеете очень опасную профессию – водитель, от чего и развивается ваша болезнь, но с вашими проблемами можно и нужно бороться и обязательно их победить. Иначе ваша жизнь превратится в сплошную череду бестолкового лечения, отнимающего здоровье, укорачивающего жизнь. А ведь ее можно прожить весело и красиво.

Что касается водителей, не имеющих пока видимых проблем, то статистика показывает, что большинству населения, даже не водителям, профилактику позвоночника необходимо проводить уже после 30 лет. Делайте выводы, это ваше здоровье. А вам, Михаил, хотелось бы посоветовать: не бегайте от своих проблем, они уже есть и сами собой не пройдут, обращайтесь к нам и мы обязательно вам поможем. Берегите свое здоровье!

Случаи из лечебной практики

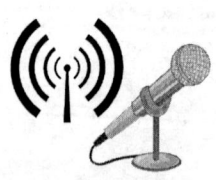

Выступление на радио «Народная волна». Чикаго

Добрый день, уважаемые радиослушатели! Добрый день, работники редакции «Народная волна». Сегодняшнюю передачу хотелось бы построить на основе пожеланий наших слушателей. Анализируя задаваемые вопросы, я пришел к выводу, что было бы более интересно, если о моей работе и работе нашего Центра можно было судить, описав какой-либо случай из практики. Ну что же, так тому и быть.

Начнем с характеристики и фактов, конечно, без имени и фамилий. Возраст – 53 года. Профессия – тракдрайвер-дальнобойщик. Проблемы – сильные, острые боли в крестце и левой ноге. Невозможно было находиться в одном положении более 5 минут. Спать не мог без сильных обезболивающих. Не мог работать уже восемь месяцев. Лечился в различных медицинских учреждениях – безрезультатно.

Диагноз – по результатам магнитно-резонансной томографии (МРТ / MRI):

* грыжа диска L3-L4 – 3 мм – левосторонняя;
* грыжа диска L4-L5 – 5,8 мм – также;
* грыжа диска L5-S1 (сакрум) – 8,5 мм – также.

Последние рекомендации – сделать блокирующие уколы или делать операцию по удалению грыжи.

Основные причины возникновения грыж.

Очень активно занимался контактными видами единоборств – самбо, карате. После повреждения стопы левой ноги, перешел на занятия культуризмом. Имеет мощные мышцы спины и пресса.

Грыжи образовались от физических перегрузок и, как следствие, отложения солей кальция на скелетных мышцах, которые должны были держать позвонки

Из-за ослабления внутренних мышц произошло медленное смещение позвонков по оси вниз. При этом расстояние между позвонками сократилось, произошло сдавливание дисков и образование не одной, а сразу трех грыж.

Как вы понимаете: положение очень серьезное. Применение различных приспособлений для вытяжения позвоночника устойчивых результатов не имело. Поступил к нам в обостренном состоянии. Вот такая позиция была при начале лечения.

Сложность заключалась и в том, что пациент не мог находиться в одном положении более 5 минут. Сильный спазм наружных мышц из-за боли не позволял расслабиться даже кратковременно. Чтобы снять это напряжение, процедуры назначались ежедневно в течение 5 дней. Вторую неделю мы работали 2 дня подряд, день отдыха и еще 2 дня подряд. Состояние больного постепенно улучшалось. Он уже мог лежать в одном положении не менее 15 минут, что позволяло более эффективно и интенсивно проводить восстановление скелетных мышц. Растяжения при таком положении делать было еще нельзя.

На третьей неделе также работали 4 дня: 2 через день отдыха. Произошло существенное облегчение, стали проводить различные растяжки и приступили к проработке головки бедра левой ноги. Также начали тренировки наружных мышц, укрепляя мышечный корсет.

К концу третьей недели его состояние позволило приступить к поиску работы. На четвертой неделе пациент приступил к интенсивным тренировкам, применяя различные растяжения вплоть до использования инверсионного стола. При этих растяжках ноги жестко закрепляются, и больной провисает вниз головой. Но такие растяжки были показаны только такому тренированному человеку, как наш пациент. Естественно, такой тип растяжения не может быть назначен людям пожилого возраста или с повышенным давлением. Для них изготовлены различного диаметра валики. Этот вид растяжек безопасен и очень эффективен для скелетных мышц.

Итак, теперь подведем итоги. После интенсивного лечения в течение трех недель, состояние пациента позволило приступить к активным физическим упражнениям и начать работать. Сейчас он опять работает по специальности. Возникает естественный вопрос, а что же с его грыжами? Куда они могли деться?

Еще раз хочу напомнить. Дисковая грыжа образуется от сокращения расстояния между позвонками, часть выдавленного диска и образует грыжу (выпячивание). А поскольку мы смогли восстановить скелетные мышцы, они привели позвонки в естественное положение, место для диска освободилось и он встал на свое природное место. Подтверждением этому служит отсутствие болей и давления на нервные корешки, то есть человек вернулся к нормальному образу жизни.

Заметим, что процесс восстановления происходил без

применения лекарственных препаратов и любых электрических приборов. Только за счет специфической методики восстановления. И еще отметим, что при менее сложных проблемах в позвоночнике, процесс восстановления может происходить и притом, что пациент будет работать. Вы же понимаете, что потерять работу по болезни в наше экономически тяжелое время очень опасно.

В заключении, уважаемые слушатели, хочу сказать, что рассказанный мною случай, произошел совсем недавно и, конечно, с реальным человеком. Подобный сложный случай в моей практике не единичный. Истории болезней таких пациентов попадают у меня в специальный архив и находятся под усиленным контролем. В чем это выражается? В корректировке физических упражнений для укрепления мышечного корсета. И теперь большая просьба к людям, имеющим различные проблемы в позвоночнике. Пожалуйста, не запускайте вашу болячку, не переводите ее в хроническое состояние. В начальной стадии намного быстрее и легче вам помочь. Нужна помощь – обращайтесь! Желаю всем вам крепкого здоровья и до новых встреч.

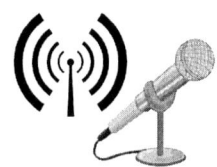

Выступление на радио «Народная волна». Чикаго

Добрый день уважаемые радиослушатели, добрый день работникам редакции «Народная волна»! После последней передачи, ко мне поступили звонки недовольных слушателей. В чем выражалось недовольство? Наши слушатели были недовольны тем, что мои предыдущие передачи касались в основном пациентов среднего и молодого возраста. Они спрашивают, а что же делать людям пожилого возраста? Исходя из пожеланий наших слушателей, я подготовил передачу именно о пожилом пациенте. И вообще, хотелось бы заметить, что ограничений в возрасте практически нет. Самый возрастной пациент был у меня в 92 летнем возрасте, и наше лечение имело положительный результат.

Итак, приступим к описанию фактов: возраст 79 лет, естественно, на пенсии. Высокий, около 2 м роста. В прошлом более 46 лет проработал водителем-дальнобойщиком, затем рейсовых автобусов. Никогда не было жалоб на здоровье, много работал физически. Приехав в Америку, вскоре купил минивен и стал заниматься перевозкой людей и вещей, т.е. по случаю не только занимался доставкой пассажиров в рестораны и больницы, но и перевозил мебель, вещи, доставлял в аэропорт. Здоровья хватало на все.

И вот, в какой-то не очень прекрасный день, начала ныть и болеть правая нога. Вначале боль была в бедре, потом перешла ниже в колено. Через несколько недель боль опустилась в стопу. Обращения в различные лечебные заведения, прием всевозможных лекарственных препаратов, мазей и электропроцедур облегчения не приносили. Мало этого, нога стала распухать и меняться в цвете. Стала синеть. Прием большого количества лекарств привел к расстройству желудка. Появились боли в области почек и печени. В течение нескольких месяцев лечения, ездить на машине не мог, а за стоянку надо было платить. Что делать? Боли усиливались, уже на ногу наступать было невыносимо больно. Пришлось использовать «ходунки» (walker), иногда садился на инвалидную креслоколяску (wheel chair). Машину уже решил продать, не до нее было, хотя бы от болей избавиться, они терзали его днем и ночью. По рекомендации обратился за помощью ко мне.

При осмотре меня очень насторожила его распухшая и уже посиневшая нога. Проверил работу нервного тяжа по ноге, очень сильная боль, проверил нерв головки бедра, тоже сильная боль. Проверил крестцовый отдел позвоночника. Боли имелись, но по сравнению с болями в ноге, были намного меньше. На вопрос: были ли когда-нибудь какие-либо проблемы с позвоночником, ответил отрицательно. Никогда на спину не жаловался, травм никаких не было. Несмотря на отсутствие симптомов боли в позвоночнике, ему рекомендовано было сделать МРТ пояснично-крестцового отдела. Меня больше беспокоило не отсутствие проблем в позвоночнике, а долговременная работа водителем. Такие проблемы носят профессиональный характер и могут носить скрытую форму, отражаясь на других органах. В данном случае на ноге.

Диагноз – по результатам магнитно-резонансной томографии (МРТ / MRI) пояснично-крестцовый отдел:

- зона L1-L2 – грыжа диска 2,5 мм;
- зона L3-L4 – грыжа диска 3,4 мм;
- зона L4-L5 – грыжа диска 1,5 мм;
- зона L5-S1 (сакрум) – 6,7 мм.

Все выпячивания правостороннего характера, к тому же существенная рудиментация, т.е. изменение структуры ряда позвонков – это позвонки L2, L3, L4, L5. При таком диагнозе, естественно, просто обязаны были появиться пробле-

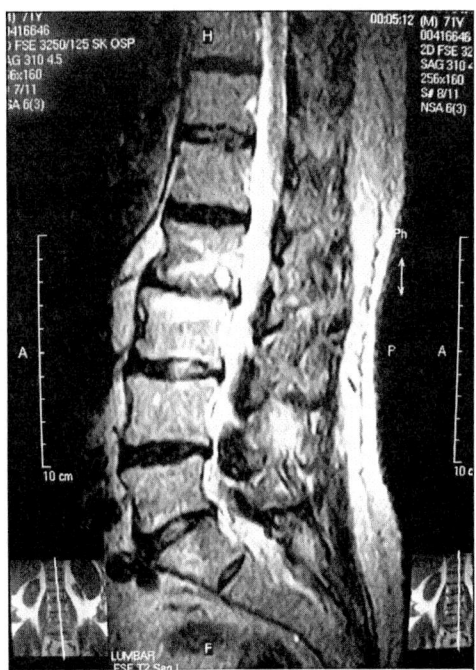

Рентгеновский снимок позвоночника. Возраст пациента 79 лет.

мы в правой ноге. И хотя пациент ощущал боли только в ноге и жаловался на это, необходимо было приступить к лечению, не столько ноги, сколько пояснично-крестцового отдела позвоночника. Корень зла находился именно в нем, иначе помочь больной ноге было невозможно, что и показало следующее лечение. Подобный диагноз был шоком для нашего пациента, он просто не мог поверить, что его, казалось бы, простые проблемы в ноге связаны с позвоночником. И как может ущемленный нерв давать боли в ногу? Конечно, человеку несведущему это странно, но к сожалению это так.

Итак, в начальной стадии мы приступили к восстановлению позвоночника и головки бедра правой ноги. На нижнюю часть ноги и стопу делали только легкий наружный массаж, чтобы улучшить циркуляцию крови в мышцах и сосудах. Хотелось бы заметить, что первые сеансы проходили под аккомпанемент не совсем довольного пациента. Он никак не мог понять: почему лечат спину и так мало уделяют внимание самой ноге? Однако по прошествию чуть больше двух недель, когда он почувствовал, что в его больную ногу стало поступать тепло и боли начали утихать, он полностью доверился нашей работе.

Постепенно, но устойчиво начали происходить положительные сдвиги. Опухоль, отечность в ноге стали проходить. Жжение в ноге перешло в приятное тепло. Циркуляция в сосудах и мышцах пришла в норму. Если раньше больной не мог надеть обувь, он широкой резинкой прикреплял тапочек к ноге, то теперь он мог носить легкие босоножки. Чувствительность и контроль пальцев вернулись. Необходимость в «ходунках» (walker) отпала, теперь он ходил с палочкой. Из-за отсутствия сильных болей, в начале он сократил прием обезболивающих, а затем совсем от них отказался. Вопрос о продаже минивена, по моей просьбе, отложили. Анализируя процесс лечения, я был уверен, что он сможет в дальнейшем вернуться к вождению.

После нескольких недель работы с поясничным отделом позвоночника мы приступили к укреплению мышц спины и пресса специальными упражнениями. Хотелось бы заметить, что подобные упражнения назначаются индивидуально только после определенного курса восстановления скелетных мышц. Для каждого пациента выбор нагрузок происходит, учитывая самочувствие пациента, сложности и глубину проблемы и возможности организма восстанавливаться. На определенном этапе восстановления, особенно, если мы работаем с каким-либо из отделов позвоночника, начинаем осуществлять растяжки.

Осуществление правильной системы растяжек – очень важный момент при восстановлении позвоночника. Вот пример. Звонит пациент. Желает попасть на консультацию, делал МРТ (MRI), есть заключение, а вот снимки на руки не взял, они остались у доктора. Объясняю: нужны снимки, спрашивает: а зачем, ведь есть описания. И приходиться пояснять, что наличие заключения не дает полной картины проблемы.

Допустим, образовалась дисковая грыжа в пояснично-крестцовом отделе зоны L4, L5, указан размер грыжи, но не указана очень важная вещь, не указано куда произошло выпячивание. Оно может быть как наружного, так и внутреннего характера. И естественно, от того в какую сторону это произошло, зависит правильность и эффективность растяжения. Если на этот вопрос не обратить внимания, то можно обострить боли, либо делать растяжения неэффективно. Поэтому очень важно иметь при себе именно снимки, ну, а специалисту – правильно их читать. Как правило, я вместе с пациентом разбираю их, связывая результаты на снимках с имеющимися ощущениями. Иногда наши ощущения отличаются от фактической проблемы.

Дорогие радиослушатели, может возникнуть вопрос: для чего я так скрупулезно все рассказываю? Одна из причин, донести до вас информацию о фактических пациентах, их проблемах и процессе восстановления. Вторая причина заключается в необходимости более тщательного анализа вашей проблемы.

Вы должны правильно понять, что отвечать на ваши вопросы и давать ответы по лечению на радио – это не совсем правильный подход. Лечить вас посредством радио невозможно. Я уважаю ваше время, но вы ведь хотите избавиться от своей проблемы, а для того, чтобы вам помочь, необходимо детально разобраться в причинах, приведших к заболеванию, и на это нужно потратить энное количество времени. Но это время не будет потрачено даром, вы его сторицей вернете, когда избавитесь от мучавших вас многолетних болей. Поэтому лучший вариант – набрать прямой телефон, выбрать время, назначить встречу и прийти на консультацию. Вот такой подход к решению ваших проблем будет практически более приемлем.

Я думаю, что важный вопрос по поводу правильных растяжек мы детально рассмотрели. Давайте вернемся к нашему пациенту.

Итак, МРТ (MRI) показал, в каком месте у него образовались грыжи, он также показал, в какую сторону произошло выпячивание. И теперь мы активно стали применять различного диаметра валики для уменьшения давления позвонков на диски. Естественно, мы продолжали очищать и укреплять скелетные мышцы. И если прибавить сюда комплекс физических упражнений, то положительный результат начал активно проявляться.

Хотелось бы сразу предвосхитить вопрос. В пожилом возрасте такая перспектива может напугать. Но я хочу заметить, что большое количество комплексов физической нагрузки, естественно, зависят от возраста пациента и его фактического самочувствия. То есть во время лечения сначала определяются мышечные кондиции, учитывая их эластичность, а потом подбираются нагрузки.

К какому результату лечения пришел наш пациент? Полностью восстановились функции правой ноги. Синюшный цвет и отечность ушли. Чувствительность мышц и пальцев пришла в норму. Наш пациент, сел на свой любимый миневен, и стал, как и прежде, развозить людей. Правда ему было категорически запрещено перетаскивать мебель и большие чемоданы. Кстати, такой запрет его не очень расстроил.

Пройдя такие испытания, он был счастлив вернуться к нормальной жизни. Вот такая история имела место в 2005 году. В настоящее время наш, теперь уже бывший пациент чувствует себя хорошо и продолжает жить активной жизнью. Конечно же каждый человек вправе выбирать методы лечения – их масса. И мне хотелось, чтобы вы имели информацию об одном из них, то есть то, что применяем мы. Спасибо за внимание. Желаю здоровья!

СОВЕТЫ СПЕЦИАЛИСТА

Вопрос. *У моей родственницы астма. Но я бы не обратилась к Вам с вопросом, если бы она не жаловалась на боли в позвоночнике, груди и между лопатками. Может эти заболевания связаны? И можно ли помочь снизить астматические приступы весной и осенью. Ирина. Buffalo Grove.*

С. Смусь. Да, дорогая Ирина, эти заболевания действительно связаны между собой очень тесно. Медицинские справочники указывают на то, что до 80% больных астмой имеют глубокие поражения грудного отдела позвоночника. С чем это связано? Это связано с отложением солей на нервных узлах позвоночника. Это, конечно, не те соли, которые мы употребляем в пищу. В большей степени они образуются от нервных и отчасти от физических перегрузок. Астма может проявиться и от травмы позвоночника. У детей с высокой нервной возбудимостью она может развиться и в раннем детстве. Причин очень много. Но указанием на их взаимосвязь является боль в грудном отделе позвоночника и в межреберье.

В Израиле мне приходилось работать с больными астмой даже в запущенной форме, когда даже медикаменты не помогали. А после лечения результаты были хорошими, и необходимость в принятии лекарств отпала, а также перестали ощущаться весенние и осенние обострения. В дополнении к очищению позвоночника применялась баночная терапия. Так что такие проблемы возможно решить. Приходите на консультацию, самое важное выявить причины, по которым возникло заболевание.

Вопрос. *Я живу в Wheeling, моя подруга и соседка много лет страдает одышкой, она задыхается. Мало помогает и постоянная ингаляция, которая приносит временное облегчение. У нее также болит спина. Это связано или это разные заболевания? Элла.*

С. Смусь. Заданный вами вопрос не может быть однозначным. Ведь существует большое количество причин, от которых может развиться одышка и проблемы, связанные с ней. В данном случае необходима индивидуальная консультация для установления возможных отклонений, приведших к болезни. То, что ваша подруга проводит ингаляцию – это способствует некоторому облегчению, снижению обострения, но ни в коем случае не лечению, иначе она давно была бы здорова. По-видимому, нужно искать другие методы лечения. Из вашего вопроса видно, что у нее болит спина. Именно в этом случае и нужна консультация: необходимо определить, что привело к болезни.

Как показывает практика, обычно эти два заболевания взаимосвязаны. И именно позвоночник может быть первопричиной. Я не открою тайну, если скажу, что заболевания позвоночника приводят к проблемам внутренних органов. В частности, поражение позвоночника в грудном отделе может привести к проблемам с легкими, сердцем, бронхами и трохеями, межреберной мускулатурой. Нарушение правильной иннервации может привести к спазмам дыхательных путей и плохой вентиляции легких, от этого и проблема. Чтобы найти пути лечения, необходимо установить «корень зла». Лечить я предлагаю не сами симптомы, а причины, приведшие к заболеванию. Моя задача – как можно эффективнее помочь вашей подруге.

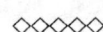

ЗАКЛЮЧЕНИЕ

Дорогие читатели!

Вот вы и закрыли последнюю страницу моей книги. Значит, наше общение состоялось! Я очень надеюсь, что это общение было интересным, и книга оказалась во многом полезной для вас. Ведь на ее страницах, вы, вероятно, не раз находили ответы на свои вопросы, узнавая при этом себя и свои симптомы болезни. Да... Вы не одиноки в своих проблемах. К сожалению, болезни позвоночника считаются самыми распространенными в мире. Они «молодеют» с каждым годом и становятся спутниками не только лиц преклонного возраста. Они приносят с собой боль, ограничение движений и имеют очень серьёзные последствия.

До сих пор нет универсального и абсолютно надежного рецепта, помогающего справиться со всеми болезнями позвоночника. Также нет единой методики лечения, поскольку нет одной причины болезни. Каким образом лечить позвоночник – решать только специалисту!

Тем не менее, пациенту необходимо иметь по возможности полное представление о предлагаемых ему методах лечения. Ведь во всем, что касается здоровья, пациент тоже обладает правом совещательного голоса. Поэтому на страницах своей книги я постарался в популярном стиле изложения рассказать о разработанных мною оригинальных методиках эффективного лечения и профилактики заболеваний позвоночника, основанных на естественном – без применения лекарств подходе к своему собственному организму и подтвержденных практической работой на протяжении многих лет.

Может быть, обзор некоторых медицинских терминов и понятий, а также некоторых лечебных приемов был слишком коротким и упрощенным, поэтому не позволил вам получить представление о них в полной мере? Но подробно освещать их не входило в задачи данной книги. Я считаю, что для этого есть множество других специальных медицинских книг и энциклопедий. Кроме того, никакие заочные советы или рекомендации не могут заменить визита к специалисту и его решений, принятых после детального обследования.

Я хотел бы, чтобы моя книга воспринималась вами как руководство к действию. Случаи из моей многолетней лечебной практики позволяют мне еще раз сказать вам: ЕСЛИ У ВАС ИЛИ У ВАШИХ БЛИЗКИХ ВОЗНИКЛИ СЕРЬЕЗНЫЕ ПРОБЛЕМЫ СО ЗДОРОВЬЕМ, НЕ ОТЧАИВАЙТЕСЬ, НЕ ОПУСКАЙТЕ РУК, НЕ ВЕРЬТЕ В БЕЗЫСХОДНОСТЬ ПУГАЮЩЕГО ДИАГНОЗА!

И последнее. Я хочу поблагодарить вас, мои пациенты, за ваши благодарности и отзывы, а также за то, что вы приняли участие в написании этой книги. Я по праву могу считать вас моими соавторами. Без ваших живых вопросов и писем создание этой книги было бы невозможным!

БЛАГОДАРНОСТИ И ОТЗЫВЫ

Валерий Бялко, 42 года, Wheeling

В 2008 году у меня была диагностирована дисковая грыжа позвоночника. Консилиум врачей в одной из американских клиник вынес решение о необходимости операции. Меня предупредили, что операция тяжелая и стопроцентного успеха она не гарантирует. После операции предполагается долгий восстановительный период. На счастье, мне рекомендовали доктора Смусь. Он предложил попробовать обойтись без операции. За два месяца доктор осуществил, так называемую, «операцию без скальпеля». Я вернулся к полноценной жизни. Считаю, что доктор Смусъ меня спас!

Олег Гозман, 54 года, Buffalo Grove

По работе я связан с постоянным сидением за компьютером, по 8 часов в день. Когда я только приехал в США, такая работа была пределом мечтаний. Прошло шесть лет. У меня начались сильные боли в шее, затылке, мышечная крепатура, головные боли. Я пробовал сам делать различные упражнения. В шейном отделе развивался хруст. Вроде бы становилось легче, но вскоре боль опять возвращалась. Мне рассказал один русскоговорящий коллега, что есть такой доктор Сергей Смусъ. Оказалось, что врач обладает биоэнергией, применяет специальные мази, использует сегментарный массаж. Весь этот комплекс мне помог. Сейчас чувствую себя намного лучше!

Анна Гиперфункелъ, 67 лет, Mundelein

Боли в позвоночнике меня мучили давно. Я пользовалась мазями, принимала болеутоляющие таблетки, закутывала поясницу шерстью. Становилось немного легче, но стоило подняться по лестнице, чуть-чуть наклониться, и боль возвращалась. Я к этому привыкла. Хуже стало, когда боль перешла в ноги, стали болеть колени, неметь ступни. О докторе Смусь я прочла в газете. Он определил смещение позвонков и ущемление нервов. Доктор проводит сейчас постоянный курс лечения: мануальную терапию, ипликатор, мази, лечебные глины... Ходить стало намного легче. Я вижу реальный результат. Поэтому очень довольна!

Алекс Кортник, 44 года, Chicago

У меня физическая работа. В 2003 году была проведена операция по поводу дисковой грыжи. Вторая – через два года. В 2006 году мне была назначена третья операция. Но врачи говорили, что это опасно, т. к. сердце может не выдержать. По рекомендации, я обратился к доктору Смусь. Изучив по рентгеновским снимкам мои проблемы, доктор обещал помочь без хирургического вмешательства. После лечения прошло уже три года. Я вернулся к нормаль-ной жизни и работе. Спасибо!

Рита Василькова, 41 год, Deerfield

Выражаю благодарность сотрудникам центра «Illinois Healthcare Center USA» за оказываемую мне помощь и желаемые результаты лечения! Чувствую себя «новым» человеком!

В первый раз я обратилась в ваш Центр по рекомендации друзей. Причиной обращения стали периодически появляющиеся боли в спине, связанные с работой за компьютером. Постоянное напряжение в области шеи, боли при повороте головы, ощущение скованности по всей спине и дискомфорт в пояснице – все это мешало мне нормально жить и работать.

И вот я на консультации у доктора Сергея Смусь – замечательного и доброжелательного человека, профессионала в своей области! Его ответы на мои вопросы и популярное объяснение процесса лечения позволили мне поверить в эффективность его методики. Я не ошиблась! Уже после 5 сеансов лечения боли при поворотах головы прошли, и моя шея приобрела былую подвижность. После полного курса лечения скованность и дискомфорт в пояснице исчезли. Я стала ощущать необыкновенную легкость при ходьбе и ко мне полностью вернулась свобода движений!

Огромное спасибо Сергею Смусь за проведенное лечение, данные мне рекомендации и подобранный комплекс физических упражнений. А работникам Центра – за приятную обстановку, моральную поддержку и удобный график сеансов. Удачи Вам в вашем нелегком труде и всего самого наилучшего!

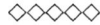

СПИСОК ЛИТЕРАТУРЫ

1. WHO launches the first global strategy on traditional and alternative medicine.– Press Release WHO/3816.– May 2002.– 4 p.

2. White House Commission on Complementary and Alternative Medicine Policy. Final report.– March 2002.– 264 p.

3. Miller M. CAM Facts: Complementary and Alternative Medicine in the United States / National Center for Homeopathy.– June 6, 2000.– 2 p.

4. Alternative Medicine: Expanding Medical Horizons / NIH..– Washington: U.S. Government Printing Office, 1993.

5. Gordon J.S. The White House Commission and the future healthcare // Alternative Therapies in Health and Medicine. – Nov. 2000.– V. 6.– № 6.– P. 26–28.

6. Expanding Horizons of Healthcare: Five–Year Strategic Plan, 2001–2005 / National Center for Complementary and Alternative Medicine.– September 25, 2000.– 49 p.

7. Брусникин И.В. Остеохондроз: все возможности излечения, Феникс. 2007. 256 с.

8. Вишневский А.А. «Болезни позвоночника: взгляд современной медицины» Санкт Петербург, издательская компания «Невский проспект». 2008.

9. ДолженковА.В. Здоровье вашего позвоночника. Издво: У-Фактория, АСТ Москва 2008. – 208 с.

10. Карпеев А.А, Н. Ф. Харисов, В. Н. Чепков. «Традиционная медицина», №1 (2). 2004.

11. Карпеев А.А. «Традиционная медицина». Общественно-политический журнал. 19.11.2008.

12. Народный лекарь. Энциклопедия здоровья.2004. №23. С. 29.

13. Новейший справочник по нетрадиционной медицине /Пер. с анг. Е Незлобиной. – М.: Крон-Пресс, 1998. – 368 с.

14. Смирнов А. Е. Теории остеохондроза. http://www.osteodoc.ru/osthondr8.htm

Сергей Смусь

Болезни позвоночника. Биоэнерготерапия.
*Оригинальные методики эффективного лечения и
профилактики*

Информацию о Системе восстановления можно получить у
Сергея Смусь по телефону: +1-224-628-3737

www.newcвet.com

Подписано в печать 15.09.2010.
Формат 8,5 x 5,5. Печать цифровая.
Бумага офсетная. Гарнитура «Cambria»
Изд. «Megatron Group»
4946 West Irving Park Rd Chicago, IL 60641
E-mail: megatronusa@sbcglobal.net
http://www.megatronprint.com

Отпечатано в полном соответствии с качеством
предоставленного электронного оригинал-макета
в издательстве "Megatron Group".